幼稚園・学校教諭　保育士

看護師　学生

受け入れに自信がつく！

医療的ケア児
保育・教育ハンドブック

編集

小林 美由紀
（白梅学園大学子ども学部教授）

森脇 浩一
（埼玉医科大学総合医療センター小児科教授）

診断と治療社

Sちゃんの保育園での ある 1日

　医療的ケアが必要な子が登園してから，園でどんなふうに過ごし，保育士さんや看護師さんはどのようにかかわっているのでしょう？

　医療的ケアが必要なSちゃんが，保育園でどう過ごしているのかをご紹介します！

● ● ● ● ● ● ● ● ●

Sちゃんのプロフィール

年齢	3歳
疾患	精神発達遅滞，胃食道逆流，嚥下障がい
必要な医療的ケア	喀痰吸引（口腔内・鼻腔内），胃ろう
生活について	全介助．移動は寝返り．保育室では，下の写真に写っているようなピンクのいすや床に座って過ごしています．

時刻	Sちゃん （ ■ は，医療的ケア）	保 育 士	看 護 師
6：00	起床		
6：30	朝食（栄養剤 250 mL 手押し注入 10 分程度）		
7：00			
8：30		始業	始業
9：00	登園 座位保持い すでクラス へ移動 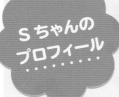 朝おやつ （持参ゼリー 70 mL＋お茶 30 mL 手押し注入）	クラスでSちゃんが来るのを待つ 子どもたちが注入中に物品などに触れないよう，ほかのものに興味をひきつける	登園 バイタルサインチェック，物品チェック（吸引器，経管栄養など必要なものがあるかを確認） Sちゃんとクラスに行く 経管栄養 おやつを胃ろうから注入
10：00	喀痰吸引（口腔内・鼻腔内） 外遊び 砂場，テラス，人工芝，おふろマット，滑り台など看護師と遊びながら過ごす	外遊び 子どもたちと一緒に園庭で遊んで過ごす クラス全体の子どもたちの安全に目を配る	喀痰吸引（口腔内・鼻腔内） 鼻水や唾液の吸引 外遊び 一緒に外に出て，園庭や滑り台を滑るなどしてSちゃんと一緒に遊んで過ごす
10：30	着替え		夏場はシャワー，体拭きをする
11：30		医療的ケア児やほかの子どもたちに読み聞かせをしたり，一緒に遊んだりする	

	S ちゃん （ は，医療的ケア）	保 育 士	看 護 師
12：30	**昼食**（離乳食 250 g ＋お茶 30 mL 手押し注入） クラスから支援センター* へ移動し，**午睡**		**経管栄養** 昼食を胃ろうから注入 **午睡中の観察** 呼吸状態，うつ伏せになら ないかをチェック **喀痰吸引（口腔内・鼻腔内）** 必要に応じて鼻水や唾液の 吸引
15：00	**起床** 児童発達支援なないろ*へ （不定期） **理学療法，作業療法を実施** 	（ICT による）クラスの 保護者とドキュメンテー ションを共有（保育のよう すを数枚）	**連絡帳の記載** S ちゃんのケアと管理，保 育のようすなどを記載する
15：30	**おやつ** （栄養剤注入 250 mL 手押し注入）		（※児童発達支援がない 日：**経管栄養** おやつを胃 ろうから注入）
17：00	**降園**		**降園** 物品チェック（返却するも のがそろっているか確認）
17：30	**帰宅**	終業	終業
18：40	**入浴**		
19：40	**夕食**（栄養剤 250 mL ＋果物ミキサー手押し注入 10 分）		
21：00	**就寝**		

ドキュメンテーションって？

子どもたちの
活動のようす
を写真とコメ
ントで記録
したもの.

どんなことをしているの？

理学療法士，作業療法士が実施.
床に寝たり座ったりして過ごすことが多いため，ずり這い
ができるようプランクの姿勢をとり上半身の筋力を強化.
歩行ができるようになるため下半身を鍛えるリハビリを
実施.

＊：支援センターは保育園内にある 1 室，「なないろ」は保育園と同じ敷地内にある児童発達支援施設.

（三須亜由美）

はじめに

　20 年前には医療的ケア児という言葉を聞くこともありませんでした．この 5 年くらいの間で，いわゆる成育基本法が成立し，医療的ケア児支援法につながり，さらに医療的ケア児支援センターが各都道府県に設置されるようになり，医療的ケア児についての新聞記事も目にするようになりました．そういった中，医療的ケア児が一般の保育施設や学校に入ってくる機会も増えています．

　今回，診断と治療社からお話をいただき，保育関係者・教育関係者向けに医療的ケア児についての解説書を上梓するに至りました．執筆者は第一線で医療的ケア児の対応にあたっている人にお願いし，実際的な内容を平易な言葉で伝えることに努めました．また，写真や動画も使ってわかりやすくなっているのではないかと思っています．動画の作成にあたっては，医療型障害児入所施設カルガモの家のスタッフの方々にお世話になりました．また医学的な内容については，埼玉医科大学総合医療センター小児科医局員，小児外科の先生方にもお手伝いいただきました．この場を借りて御礼申し上げます．

　この本が保育関係者・教育関係者の役に立つことで，日本中の医療的ケア児が保育施設や学校で有意義な時間を過ごせるようになることを願っています．

2023 年 11 月　森脇浩一

はじめに

　随分長いこと医療的ケア児は，当事者と家族とその関係者だけで対応してきました．それだけに，2021年に制定された医療的ケア児支援法により，ようやく自治体レベルでの動きがみられだしたのは，ささやかな前進です．一方，医療の進歩によって，日常的に医療的ケアが必要な子どもが増えているということは，医療者にとってはジレンマでもあります．成長段階にある子どもたちとともに，私たちに何ができるのか，ご家族の負担によって支えられてきた在宅生活を多くの方々と共有することの必要性を痛感しています．子どもたちは日々成長しており，環境によって，子どもたちの発達が異なってくるということもしばしば経験することです．医療的ケア児の生活の場を広げることで，地域社会のあり方やご家族の関係性も変化していくかもしれません．

　それだけに，乳幼児期の集団生活や学童期の教育は大切な時間でもあり，ご家族が付き添っての集団生活ではなく，子ども同士の切磋琢磨の関係性こそに大きな意味があるでしょう．同時に，さまざまな子どもが集団生活を一緒にしているということは，地域で生活をする子どもたちの将来にも大きな意義があると思います．

　今回，医療的ケア児の保育，教育の場をさらに広げられるようにと，関係する方々だけでなく，これから受け入れを考えている方々にも参考になるように，多くの現場で携わっている方の協力を得て，このハンドブックを編みました．埼玉医科大学総合医療センターを中心とする小児在宅研究会に関係した方々や，実際に医療的ケア児にかかわった方々に執筆をお願いできたことに，心より感謝申し上げます．さらには，大変な毎日を過ごしながらも快くご協力くださった医療的ケア児とそのご家族の皆さまには，本当に頭が下がる思いです．

　医療的ケア児とかかわっているさまざまな方とお会いしながら，どなたも「現状をよりよいものにしていきたい」という気持ちが熱い方ばかりなのが印象的でした．子どもたちの活動範囲を広げていくためには，まだまだ整備していかなければならない課題も数多くあると思います．その一つ一つを越えていこうと思っている方々がともに繋がろうとしている力は，ひとえに子ども達の力とご家族の想いに寄ることが多いのではと思います．医療的ケア児に限らず，多様性のある子どもたち一人ひとりを大切にしてともに生活することは，成長期の子どもたちの可能性をさらに育てていくことになり，未来の充実した共生社会を創成していくことにほかなりません．

　このハンドブックの発行にあたっては，多くの方のご協力と診断と治療社の方々のきめ細かな配慮がありました．ここで，改めて御礼申し上げます．

　これからさらに多くの子どもたちの物語を紡いでいくこと，そのために私たちがいっそう力をあわせてインクルーシブ社会を実現できれば，望外の喜びです．

2023年11月　　編著者として　小林美由紀

編集・執筆者一覧

▶編集（五十音順）

小林美由紀　　　　白梅学園大学子ども学部教授，東京西徳洲会病院小児科

森脇　浩一　　　　埼玉医科大学総合医療センター小児科教授

▶執筆（五十音順）

内田真由美　　　　埼玉県立川島ひばりが丘特別支援学校

黒岩　舞　　　　　有限会社キッズガーデン キッズあおぞら保育園

小林美由紀　　　　白梅学園大学子ども学部，東京西徳洲会病院小児科

清水　充子　　　　埼玉医大福祉会カルガモの家リハビリテーション部

下川　和洋　　　　地域ケアさぽーと研究所

菅沼　雄一　　　　埼玉医大福祉会カルガモの家リハビリテーション部

瀬山さと子　　　　社会福祉法人愛川舜寿会カミヤト凸凹保育園

奈倉　道明　　　　埼玉医科大学総合医療センター小児科

三須亜由美　　　　社会福祉法人なないろ会いちご南保育園

森脇　浩一　　　　埼玉医科大学総合医療センター小児科

山下　信一　　　　放課後等デイサービス　てくてく・そらいろ

▶動画撮影（五十音順）

菅沼　雄一　　　　埼玉医大福祉会カルガモの家リハビリテーション部

星　　順　　　　　埼玉医大福祉会カルガモの家

吉川　典子　　　　埼玉医大福祉会カルガモの家

Contents

Chapter 1　医療的ケア児とは ——————————————— 1

Chapter 2　環境を整備しよう ——————————————— 33

Chapter 3　医療的ケアの実際を知ろう ——————————— 71

Chapter 4　医療的ケア児の保育・教育の現場 —————————— 125

Chapter 5　家族支援を考える —————————————————— 155

動画再生方法

▶QR コードから

該当箇所に掲載している QR コードを読み取り，下記のログイン ID・パスワードを入力してください.

▶ホームページの動画一覧から

診断と治療社のホームページ（https://www.shindan.co.jp/）の本書詳細ページに掲載の「動画一覧」から見たい動画のタイトルをクリックし，下記のログイン ID・パスワードを入力してください.

▶ご利用上の注意事項

・端末・通信環境によっては，再生できない場合があります
・動画再生にあたっては，最新版のブラウザをご使用ください
・動画再生の一部もしくは全部を事前の通知なく，休止もしくは廃止する場合があります
・動画再生によって生じる通信費は，再生する方の負担となります
・動画は，本書購入者個人のためにのみ，再生が許諾されています
・再生方法等についてのお問い合わせは，診断と治療社のホームページのお問い合わせフォームより必要事項とお問い合わせ内容，本書書名をご記入のうえ，ご送信ください

> ログイン ID：iryoutekikeaji24
> パスワード：G4zSbpv9

医療的ケア児とは

1 医療的ケア児って どんな子どもたち？

- 2021 年に医療的ケア児支援法ができて，「医療的ケア児」が定義されました．
- 医療的ケア児は年々増加しており，「動く医療的ケア児」もおり，集団生活における支援が必要となってきています．

「医療的ケア児」とは？

　日常的に医療行為が必要な子どもは，「医療的ケア児」といわれる前からいました．多くは，複数の医療行為が必要で，病院や施設での生活をしていて，地域で生活することが少なかったといえます．医療の進歩によって，そうした子どもたちが在宅で生活するようになって，家族が日常的に医療行為を行うようになり，さらには教育の場で集団生活をするようになって，「医療的ケア児」といわれるようになりました（図1）．

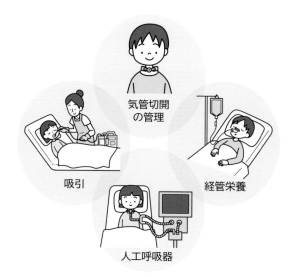

気管切開の管理

吸引

経管栄養

人工呼吸器

図1　医療的ケア児とは？

医療的ケア児はどのくらいいるの？

医療的ケア児は，図2のように増加の一途をたどっており，この15年で倍増しています．その理由としては，医療の進歩によって合併症をもっている新生児，特に超低出生体重児（出生体重1,000g未満児）の救命率が上昇したものの，医療的ケアが必要なまま退院して在宅生活している子どもが増加したことが原因として考えられています．

さらに，知的障がいや身体障がいを合併しない「動く医療的ケア児」の存在は福祉の制度の枠組みから外れているため，福祉のサポートも通常の集団生活もできていない子どもたちが数多くいることが問題となっています（表1）．

その後，世田谷区が2015年に行った医療的ケア児者に対する実態調査では，医療的ケアの概要が示されました[1]．この実態調査では，医療的ケアを担っている家族が休まる時間が少なく，利用できるサービスの不十分さも明らかになっています．

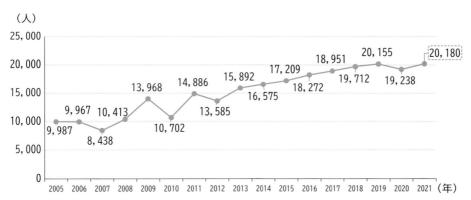

図2 在宅の医療的ケア児の推計値（0～19歳）

〔厚生労働省：医療的ケア児について〕

表1 医療的ケア児と重症心身障がい児の違い

	医療依存度	肢体不自由	知的障がい
重症心身障がい児	医療依存度が高い者と低い者が混在（医療依存度は条件ではない）	重度の肢体不自由であることが条件	重度の知的障がいであることが条件
医療的ケア児	例外なく医療依存度が高い．ただし，医療的ケア内容には，呼吸器など高度なものも含めさまざま	肢体不自由であるとは限らない（内部機能障がいなどの者も） → 「動く医療的ケア児」	重度の知的障がいであるとは限らない（知的障がいは軽度またはない者も）

〔第4回報酬改定検討チーム：全国医療的ケア児者支援協議会提出資料（抜粋）一部改訂〕

法律的に位置づけられた医療的ケア児

　医療的ケア児が法律的に位置づけられたのは，2016年6月に障害者総合支援法及び児童福祉法の一部改正のときです．このときに，医療的ケア児がはじめて障がい児として認められ，法律上で医療的ケア児の対応が自治体の努力義務とされました．2021年9月には医療的ケア児支援法（Chapter 1-4）が施行され，医療的ケアは「人工呼吸器による呼吸管理，喀痰吸引その他の医療行為」と定義されました．
[→p.14]

表2 医療的ケアの種類

医療的ケア		本書の関連箇所
1 　人工呼吸器（鼻マスク式補助換気法，ハイフローセラピー，間欠的陽圧吸入法，排痰補助装置，高頻度胸壁振動装置を含む）の管理		Chapter 3-13（→ p.104）
2 　気管切開の管理		－
3 　鼻咽頭エアウェイの管理		Chapter 3-4（→ p.82）
4 　酸素療法		Chapter 3-12（→ p.102）
5 　吸引（口鼻腔・気管内吸引）		Chapter 3-2（→ p.76） Chapter 3-3（→ p.79）
6 　ネブライザーの管理		Chapter 3-5（→ p.84）
7 　経管栄養	（1）経鼻胃管，胃ろう，経鼻腸管，経胃ろう腸管，腸ろう，食道ろう	Chapter 3-6（→ p.86） Chapter 3-7（→ p.90）
	（2）持続経管注入ポンプ使用	
8 　中心静脈カテーテルの管理		Chapter 3-14（→ p.107）
9 　皮下注射	（1）皮下注射	Chapter 3-10（→ p.98）
	（2）持続皮下注射ポンプ使用	
10 　血糖測定（持続血糖測定器による血糖測定を含む）		Chapter 3-10（→ p.98）
11 　継続的な透析（血液透析，腹膜透析を含む）		Chapter 3-15（→ p.109）
12 　導尿	（1）利用時間中の間欠的導尿	Chapter 3-8（→ p.93）
	（2）持続的導尿（尿道留置カテーテル，膀胱ろう，腎ろう，尿路ストーマ）	－
13 　排便管理	（1）消化管ストーマ	Chapter 3-9（→ p.96）
	（2）摘便，洗腸	－
	（3）浣腸	－
14 　けいれん時の坐剤挿入，吸引，酸素投与，迷走神経刺激装置の作動等の処置 注）医師から発作時の対応として上記処置の指示があり，過去概ね1年以内に発作の既往がある場合		－

〔厚生労働省社会・援護局障害保健福祉部：障害福祉サービス等利用における医療的ケア判定スコア（https://www.mhlw.go.jp/content/000763142.pdf　参照 2023/7/19）〕

　医療的ケア児が障害児通所施設を利用する際に，看護職員を加配するための医療的ケアのスコアが厚生労働省で作られています．そのなかでは，具体的な医療的ケアが 表2 のように示されています．

　これまで医療的ケア児が在宅で過ごすための家族の負担は大きく，さらに発達途上の子どもたちにとって集団生活による発達支援は欠かすことができません．そのためにも，法整備をはじめとした行政による支援体制の整備と地域で生活できる環境づくりが望まれます．

文　献

1）　世田谷区社会福祉法人むそう：医療的ケアを要する障害児・者等に関する実態調査報告書（2015 年 7 月）．
　　（https://musou.or.jp/wp/wp-content/uploads/2022/03/setagaya_houkoku.pdf　参照 2023/7/19）

（小林美由紀）

2 医療的ケア児の成長と発達の特徴を知ろう

ここはおさえる！

- 医療的ケア児の基礎疾患や合併症によって，通常児と異なる成長と発達がみられることもあります．
- 肢体不自由が軽い「動く医療的ケア児」は，成長したらできるだけ自分で医療的ケアができるように支援します．
- 社会的発達はインクルーシブ保育・教育で促され，知的発達，運動発達にも影響します．

　医療的ケア児の成長と発達は，いつ病気が発症して，どのような障がいを合併しているか，原因となる病気によっても違います．乳幼児の発育・発達は通常児でも個人差が大きいものですが，医療的ケア児の場合，家族が同年齢の子と比較して焦ってしまうことがないよう，また障がいがあっても環境によって発達が促されて変化していくことを理解しましょう．

基礎疾患による違い

　医療的ケアが必要となる基礎疾患としては，おもに以下の疾患があります．

低出生体重児

　医療的ケアが必要となる，最も多い原因です．1,500 g 未満の極低出生体重児では特に，呼吸器の合併症，消化器の合併症，神経系の合併症を起こしやすく，そのため，人工呼吸器，在宅酸素療法，経管栄養が必要となることもあります．体重，身長の発育が暦年齢の 3 歳までに追いつかないと，その後の発育も標準より小さくなることもしばしばあります．

　発達は，ゆっくりながらも通常発達の子に追いついていくことが多いですが，後遺症をかかえることがやや多く，乳幼児期の集団生活では，個別支援が必要となることもあります．

脳性まひ・神経疾患

　周産期の合併症による場合に多くみられます．運動障がいのほかに知的障がいを伴うことも多いですが，生活体験を増やしていくことで，発達が促されていきます．

　嚥下障がいがあるときには，気管切開をして痰の吸引や経管栄養が必要になることもあります．座位を保てない障がいがあるときには，成長とともに側弯症❶になることもあり，洋服の着替えなどをきっかけに骨折したり，誤嚥によって肺炎になったりと二次障害を引き起こすこともあるので，注意が必要です．

　なかには，運動障がいが一部のみの場合や知的障がいのない場合もありますので，もっている能力を活かした発達支援が大切です．

染色体異常

　運動発達遅延や精神発達遅延を伴うことが多いですが，集団生活では，加配の保育士や支援員を最初からつけることで，一人ひとりの発達にあわせた保育・教育を行うことができ，社会発達を促すことができます．

二分脊椎症

　水頭症❷を伴うときには，精神発達遅延がみられることもありますが，通常は，知的障がいはほとんどなく，下半身のまひがおもな障がいです．定期的な導尿が必要となりますが，立位を保てるように足に補装具をつけたり，車いすを使うことで，上半身の発達を促し，自分で導尿を行えるように支援していきます．

先天性心疾患

　チアノーゼ型の心疾患❸では，手術で根治するまで，在宅酸素療法を行ったり，運動制限や，時

もっと知りたい！

❶側弯症：背骨が左右にねじれて曲がっている状態で，成長期の子どもに発症し，原因がはっきりしないことも多く，姿勢が悪いために起こることもありますが，神経や筋肉の病気で発症することもあります．軽度の場合は，装具をつけて矯正しますが，脳性まひなど幼少時からある神経や筋肉の病気では，重度になって内臓を圧迫してしまうこともあるので，手術が必要になることもあります．

❷水頭症：脳と脊髄の周りには，脳脊髄液が常に流れて入れ替わっていますが，この流れが悪くなって脳室が大きくなり，脳を圧迫してしまう疾患です．子どもでは先天性のことが多く，二分脊椎症においてもしばしば合併することがあります．脳の発達を妨げないために，余分な髄液を体のほかの部分（腹腔のことが多いです）にシャント術（短絡術）を行うことで，脳の正常な発達を促します．

❸チアノーゼ型の心疾患：血液中の酸素濃度が足りず，皮膚の色が暗紫色になる心疾患のことで，子どもの場合，先天性心疾患で認められます．酸素濃度が足りないので，運動をすると顔色がさらに悪くなって息が苦しくなります．子どもの場合は，泣いたり，気温が高かったり低かったりする場合も体調が悪くなるので，苦しいようすになったときには，胸と膝をつける膝胸位（うずくまるような姿勢）をとらせます．乳児の場合は，抱きかかえて泣き止ませるようにします．環境温にも注意が必要です．

に水分制限が必要となります．発育が遅れることがありますが，運動発達や知的発達は問題ないので，本人の体調に合わせた生活体験が必要です．

先天性呼吸器疾患

気管切開からの痰の吸引（Chapter 3-3）や，人工呼吸器（Chapter 3-13）が必要な場合があ
[→p.79]　　　　　　　　　　　　　　　　　　　　　　　　　　　[→p.104]
ります．外出など，生活体験を豊富にするための支援が必要になります．

先天性消化器疾患

消化管閉鎖により，胃ろうや腸ろうを設置した場合（Chapter 3-6）は，経管栄養を行ってい
　　　　　　　　　　　　　　　　　　　　　　　　　　　[→p.86]
るとき以外は通常の生活を行うようにします．中心静脈による高カロリー輸液を行っている場合
（Chapter 3-14）は，運動時には輸液を停止するなどの工夫が必要になります．
[→p.107]
また，排便ができないヒルシュスプルング病では，ストーマにつけたバッグを外さないよう気を
つければ，通常の活動が可能です．

内分泌疾患（糖尿病など）

糖尿病でインスリン投与をしている場合（Chapter 3-10）には，低血糖になったときの処置を
　　　　　　　　　　　　　　　　　　　　　　　[→p.98]
施設職員全員に周知して，できる限り通常の活動に参加できるように工夫します．

予後不良疾患（緩和医療）

小児がんなどで根治が目指せなくなったときに，子どもの QOL（生活の質）を考えて在宅で生
活することもあります．症状によって，薬剤を投与しなければならないこともありますが，一番大
切なのは，本人がしたいこと，家族の気持ちに寄り添うことです．

合併する障がいなどによる子どもの成長と発達の違い

運動障がいを伴うとき

左右で動きが異なるとき，片方の関節の動きが悪くなる拘縮や，背骨が曲がる側弯症になること
があります．下半身のみの障がいのときには，早めに車いすや座いすを作成して，手の動きの発達
を促すことも大切です．自分でできることが増えることで，自尊感情が高まり，友人関係の幅も広
がって社会発達にも影響します．

知的障がいを伴うとき

障がいの特性に応じた支援が必要になります．

その他の身体障がいを伴うとき

視覚障がいや聴覚障がいを伴うときには，特性にあわせた発達支援が必要になります．

疾患の治療や体調不良により入退院を繰り返すとき

入院すると，発育，発達が停滞したり，一時後退することもあります．大人と接触する時間が長くなり，同年代の子どもとの接触が少ない場合には，集団生活での友人関係を円滑に行うための支援も必要になります．

医療的ケアの種類による違い

吸　引　(Chapter 3-2, 3-3) [→p.76, 79]

「動く医療的ケア児」では，自分で痰の吸引することができるようになることもあります．

経管栄養　(Chapter 3-6, 3-7) [→p.86, 90]

一部経口摂取が可能なときには，食材の形態に注意しますが，成長とともに経管栄養が必要なくなることもあります．また，経口摂取が全くできないときも口腔の衛生は必要で，食材の味を楽しむために口の中に食物を入れて味わってから飲み込まないように取り出すことをしたりします．

酸素投与　(Chapter 3-12) [→p.102]

乳幼児では特に，酸素の管が外れることや，管の上に物を置いて酸素の供給をさえぎらないような配慮が必要です．運動時にのみ酸素が必要になることもあり，運動制限が必要になる場合には，発達にも影響します．

人工呼吸器　(Chapter 3-13) [→p.104]

常時必要な場合は，支援者の協力がなければ，なかなか外出しづらくなっている現状があります．しかし，生活の経験値を増やすためにも外出を促したほうがよく，積極的な支援が必要になります．夜間のみ用いるときには，午睡時の観察も大切になります．

導　尿　(Chapter 3-8) [→p.93]

清潔操作を習得して，自分で行うことができるようになると，排せつの自立になります．下肢にまひがあることが多いので，補装具や車いすを用いて，自力で移動することができるようになると，行動の幅も広がります．

薬剤投与（与薬） (Chapter 3-11) [→p.100]

　糖尿病などの代謝・内分泌疾患では，継続的な薬剤投与が必要です．けいれんを頻回に起こす場合は，抗けいれん薬の投与が継続的に必要です．緩和療法のときには，鎮痛薬を持続的に使うこともあります．いずれの場合も子どもの成長に伴って薬の投与量が変化しますし，病態も変化していきますので，主治医と連携して薬剤投与についての情報共有が必要となります．

環境による違い

インクルーシブ保育・教育

　インクルーシブ保育・教育とは，さまざまな背景をもつ子どもたち一人ひとりを尊重し，それぞれの子どもたちの多様性を認めあって生活を一緒にする保育・教育のことです．障がいのあるなしだけでなく，国籍の違い，文化の違いにかかわらず，一人ひとりの子どもが大切にされて子どもたちが一緒に過ごせるようにする保育や教育を行います．そのためには，環境の整備や全職員の理解や技能を身につける努力が欠かせません．子どもたち一人ひとりの自尊心を高めていきながら，成長を促し，その後も地域で快適な共生社会を作っていくという大きな役割があるといえます．

　医療的ケアが必要な子どもたちは通常の子どもたちと一緒に集団生活することで，多様な経験を積むことができます．子ども同士のやり取りから社会性の発達だけでなく，精神発達，運動発達が促されることもあります．同時に周囲の子どもたちも，日常生活から医療的ケア児との付き合い方を身につけていきます．途中から入園した場合には，医療的ケアの必要性と注意点について，周囲の子どもたちにも説明して理解を促すことが必要になることもあります．

障害児施設，特別支援学校

　同じような障がいのある子どもたちと生活することで，医療的ケアを行う体制が準備しやすいということがありますが，地域の子どもたちとの関係をもちづらくなります．また一方で，療育が必要な場合，理学療法士や言語聴覚士がいることで，別の療育機関に通院する必要がなくなります．

参考文献
・小さく産まれた赤ちゃんへの保健指導のあり方に関する調査研究会：低出生体重児保健指導マニュアル－小さく生まれた赤ちゃんの地域支援．2019
（https://www.mizuho-rt.co.jp/case/research/pdf/h30kosodate2018_0302v3.pdf　参照 2023/7/19）

（小林美由紀）

3 どんな 医療的ケア児がいるの?

❀ ❀ ❀

ここはおさえる!

- 医療的ケアで多いのは,痰の吸引と経管栄養です.
- 医療的ケアが必要になった原因疾患は多様ですが,先天異常や極低出生体重児が多くいます.
- 運動障がいも知的障がいもほとんどない「動く医療的ケア児」も一定の割合で存在します.

どんな医療的ケア児が多いの?

医療的ケアの内容としては,東京都が行った調査では,のような結果となっています.

最も多いのは経管栄養ですが,次いで痰の吸引,ネブライザー管理,排便管理,気管切開の管理となっています.

どんな疾患が原因となっているの?

医療的ケアが必要となる原因となった疾患については,東京都の調査では,先天的な病気が最も多くなっていますが,ここには極低出生体重児(出生体重1,500 g未満の新生児)も含まれていると思われます(図2).医療の進歩によって重症新生児の救命率が高くなってきていますが,後遺症が残って,医療的ケアが必要な状態で在宅の生活になることが増加しています.医療だけでなく,療育や集団生活をすることで,発達が促されて,医療的ケアを含めた支援が少なくなる場合もあり,毎年,支援内容の見直しが必要です.

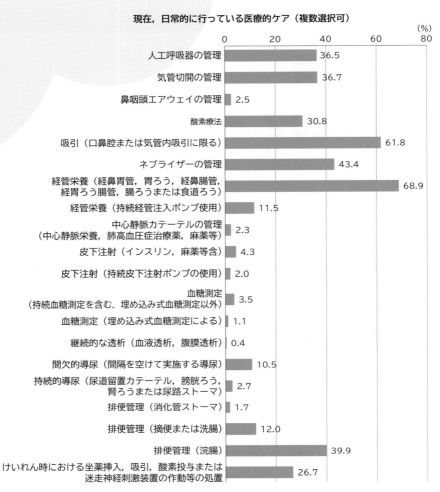

現在，日常的に行っている医療的ケア（複数選択可）

医療的ケアの種類	(%)
人工呼吸器の管理	36.5
気管切開の管理	36.7
鼻咽頭エアウェイの管理	2.5
酸素療法	30.8
吸引（口鼻腔または気管内吸引に限る）	61.8
ネブライザーの管理	43.4
経管栄養（経鼻胃管，胃ろう，経鼻腸管，経胃ろう腸管，腸ろうまたは食道ろう）	68.9
経管栄養（持続経管注入ポンプ使用）	11.5
中心静脈カテーテルの管理（中心静脈栄養，肺高血圧症治療薬，麻薬等）	2.3
皮下注射（インスリン，麻薬等含）	4.3
皮下注射（持続皮下注射ポンプの使用）	2.0
血糖測定（持続血糖測定を含む．埋め込み式血糖測定以外）	3.5
血糖測定（埋め込み式血糖測定による）	1.1
継続的な透析（血液透析，腹膜透析）	0.4
間欠的導尿（間隔を空けて実施する導尿）	10.5
持続的導尿（尿道留置カテーテル，膀胱ろう，腎ろうまたは尿路ストーマ）	2.7
排便管理（消化管ストーマ）	1.7
排便管理（摘便または洗腸）	12.0
排便管理（浣腸）	39.9
けいれん時における坐薬挿入，吸引，酸素投与または迷走神経刺激装置の作動等の処置	26.7

図1　医療的ケア児者に行われている医療的ケアの種類（回答者数＝966）

〔東京都：医療的ケア児者実態調査結果報告書［都民］（2022 年 7 月）〕

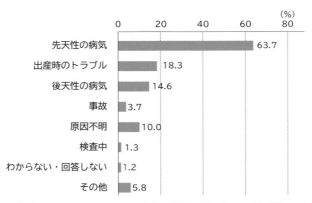

理由	(%)
先天性の病気	63.7
出産時のトラブル	18.3
後天性の病気	14.6
事故	3.7
原因不明	10.0
検査中	1.3
わからない・回答しない	1.2
その他	5.8

図2　医療的ケアが必要となった理由（複数選択可，回答者数＝966）

〔東京都：東京都医療的ケア児者実態調査結果報告書［都民］（2022 年 7 月）〕

低出生体重児，早産児

近年の医療の進歩により，低出生体重児の救命率は飛躍的に改善しています．

一方で，28週以前に出生した早産児では体の臓器の未熟性により，さまざまな合併症を引き起こします．その結果，人工呼吸器や酸素投与が必要だったり，経管栄養を継続しなければならないなど医療的ケアが必要なまま，在宅生活となることも多いです．

なかには，成長とともに，医療的ケアが必要なくなることもあります．

先天性の基礎疾患

呼吸器，心臓，消化器，神経系，筋肉，骨などさまざまな部位の先天性の病気で医療的ケアが必要になることがあります．なかには，染色体異常を伴っていて，複数の疾患を抱えていることもあります．手術を行うことで，通常の生活が可能となる場合もありますが，根本的治療がむずかしく，医療的ケアだけではなく，療育なども必要となることも多いです．

出生時の合併症

最も多いのは，周産期の低酸素により仮死状態で生まれて後遺症として脳性まひになることです．運動障がいが主体ですが，嚥下(えんげ)障がいを伴うと痰の吸引や経管栄養，時に人工呼吸器が必要となることもあります．

後天性の疾患

脳炎や脳症，髄膜炎による後遺症で，医療的ケアが必要になることがあります．

進行性の神経疾患や筋疾患では，病状の進行で医療的ケアが必要になることもあります．診断がついているときには，早めに支援できる環境の整備をしていくことも必要です．

緩和医療　(Chapter 4-3)
[→p.150]

白血病をはじめとする小児がんの治療成績は飛躍的に改善していますが，まだ医学で治癒することが困難なケースもあります．その場合，できるだけ病院での治療を控えて，在宅で家族と過ごせるように配慮することがあります．このようなケースでは，ほかの日常的に医療的ケアが必要な安定的状態とは異なって，日々健康状態が変化する可能性があります．医療的ケアも家族や支援体制が許す限り行い，本人の苦痛をやわらげるケアが中心となります．

(小林美由紀)

医療的ケア児支援法を知ろう

❀ ❀ ❀

ここは
おさえる!

- ●医療的ケア児の家庭外でのケアは，もともと養護学校が行っていましたが，2016年より地方自治体が関係機関を連携調整する努力義務を負うこととなり，2021年施行の医療的ケア児支援法によって地方自治体や学校，保育所の責務となりました.
- ●医療的ケア児支援法によって各都道府県に医療的ケア児支援センターが作られ，相談業務，連絡調整や研修を請け負います．さらなる地域支援に期待します.

医療的ケア児と法律

　日常的に医療ケアを要する子どもは「医療的ケア児」とよばれ，近年増加傾向にあります．ここでいう医療ケアとは，在宅酸素療法，経管栄養，気管切開，人工呼吸器などの医療機器を長時間装着して医行為を施すことを指しており，単に体温を測る，内服薬を飲ませるといった行為はここでは医療ケアに含まれていません.

　「医療的ケア」という言葉は，もともと1990年代に大阪府の養護学校の校長だった松本喜一先生が考案されたといわれています．当時，一部の養護学校の先生は肢体不自由の生徒の医療ケアを行っていましたが，医師にしか認められない医行為を教員が行っていることに対して違法性を指摘されたため，松本先生は「これらは『医療的な介助行為』であって，治療のための医行為に当たらない」と主張され，「医療的ケア」という言葉を作られたそうです．しかし，そうはいっても法令上は医行為であることにかわりはないため，文部科学省及び厚生労働省は，学校の中で看護師の指導のもとでのみ，教員が医療的ケアを行うことを容認していました．教員が真に合法的に医行為を行えるようになったのは，2012年に喀痰吸引等研修制度が発足して以降です.

医療的ケア児支援法の成立までの道のり

　従来の障がい児者を支援する制度は，障害者総合支援法と児童福祉法に準拠していました．しかし，医療的ケア児者は普通の障がい児者とは異なり，医療ケアの資格をもつ者がそばにいることが必要ですので，医療機関以外の場で親の付き添いなしに支援することが広がりませんでした．国会議員の野田聖子氏（自民党）はご子息が医療的ケア児であり，非常に苦労された経験をもたれていたため，荒井聰氏（民主党，当時）とともに国会議員連盟「永田町子ども未来会議」を立ち上げ，医療的ケア児を支援するための法整備について議論するようになりました．それを受けて 2016 年に児童福祉法が改正され，第 52 条の 6 に第 2 項が追加され，地方自治体は日常生活を営むために医療を要する状態にある障害児を支援するために関係機関と連絡調整を講ずる努力義務があるとされました（図1）．ここから医療的ケア児支援の政策は，厚生労働省の障害保健福祉部が担当することとなり，障害福祉の政策のなかで展開するようになりました．

　しかし，医療的ケア児の問題は障がいの分野に留まらず，保育や教育もかかわっており，省庁横断的な取り組みが必要でした．そのため，永田町子ども未来会議は議論を重ねて，2019 年に「医療的ケア児及びその家族に対する支援に関する法律（医療的ケア児支援法）」の草案を作成しました．また，この法案を国会に提出するために医療的ケア児の家族は法案提出を求める署名を 2 万 6 千筆集めました．2021 年 6 月に議員連盟は法案を国会に提出し，衆参両院とも全員一致で可決され，9 月から施行されることとなりました．

医療的ケア児支援法のポイント

　医療的ケア児支援法（図2）には，2 つの重要なポイントがあります．保育所・学校の責務と，医療的ケア児支援センターです．

2016 年 5 月 25 日に児童福祉法が改正（6 月 3 日公布・施行）

【改正の概要】
① 医療的ケア児支援のため，地方自治体が保健・医療・福祉等の連携体制を整備する努力義務を負う
② 市町村・都道府県が障害児福祉計画を定める

児童福祉法　第 56 条の 6　第 2 項（新設）

　地方公共団体は，人工呼吸器を装着している障害児その他の**日常生活を営むために医療を要する状態にある障害児**が，その心身の状況に応じた適切な保健，医療，福祉その他の各関連分野の支援を受けられるよう，**保健，医療，福祉**その他の各関連分野の支援を行う機関との連絡調整を行うための体制の整備に関し，必要な措置を講ずるように努めなければならない．

図1　**児童福祉法改正の概要**

◎医療的ケア児とは

日常生活及び社会生活を営むために恒常的に医療的ケア（人工呼吸器による呼吸管理，喀痰吸引その他の医療行為）を受けることが不可欠である児童（18歳以上の高校生等を含む）

立法の目的	基本理念
○医療技術の進歩に伴い医療的ケア児が増加 ○医療的ケア児の心身の状況等に応じた適切な支援を受けられるようにすることが重要な課題となっている ⇒医療的ケア児の健やかな成長を図るとともに，その家族の離職の防止に資する ⇒安心して子どもを生み，育てることができる社会の実現に寄与する	1 医療的ケア児の日常生活・社会生活を社会全体で支援 2 個々の医療的ケア児の状況に応じ，切れ目なく行われる支援 　➡医療的ケア児が医療的ケア児でない児童等と共に教育を受けられるように最大限に配慮しつつ適切に行われる教育に係る支援等 3 医療的ケア児でなくなった後にも配慮した支援 4 医療的ケア児と保護者の意思を最大限に尊重した施策 5 居住地域にかかわらず等しく適切な支援を受けられる施策

国・地方公共団体の責務	保育所の設置者，学校の設置者等の責務

支援措置	国・地方公共団体による措置 ○医療的ケア児が在籍する保育所，学校等に対する支援 ○医療的ケア児及び家族の日常生活における支援 ○相談体制の整備　○情報の共有の促進　○広報啓発 ○支援を行う人材の確保　○研究開発等の推進	保育所の設置者，学校の設置者等による措置 ○保育所における医療的ケアその他の支援 　➡看護師等又は喀痰吸引等が可能な保育士の配置 ○学校における医療的ケアその他の支援 　➡看護師等の配置
	医療的ケア児支援センター（都道府県知事が社会福祉法人等を指定又は自ら行う） ○医療的ケア児及びその家族の相談に応じ，又は情報の提供若しくは助言その他の支援を行う ○医療，保健，福祉，教育，労働等に関する業務を行う関係機関等への情報の提供及び研修を行う　等	

施行期日：公布の日から起算して3月を経過した日（令和3年9月18日）
検討条項：法施行後3年を目途としてこの法律の実施状況等を勘案した検討
　　　　　医療的ケア児の実態把握のための具体的な方策／災害時における医療的ケア児に対する支援の在り方についての検討

図2　「医療的ケア児及びその家族に対する支援に関する法律（医療的ケア児支援法）」の全体像

（令和3年法律第81号，2021年6月11日成立・同年6月18日公布）
〔厚生労働省資料〕

保育所・学校の責務

　第3条では「医療的ケア児が医療的ケア児でない児童と共に教育を受けられるよう最大限に配慮しつつ適切に教育にかかる支援が行われなければならない」との理念が述べられ，第6条では保育所の設置者に対して，第7条では学校の設置者に対して「利用している医療的ケア児に対し適切な支援を行う責務を有する」と述べられています．保育所や学校はすべての医療的ケア児を受け入れる責務があるわけではありませんが，受け入れるように「最大限の配慮」をしなければならず，受け入れた医療的ケア児に対して適切な支援を行う責務を有しています．

医療的ケア児支援センター （図3）

第14条で，都道府県は医療的ケア児支援センターを設置することが謳われています．医療的ケア児支援センターの役割は，以下のとおりです．

① 医療的ケア児（18歳以上の者も含む）およびその家族その他の関係者に対し，専門的にその相談に応じ，または情報の提供もしくは助言その他の支援を行うこと

② 医療，保健，福祉，教育，労働等に関する業務を行う関係機関および民間団体並びにこれに従事する者に対し，医療的ケアについての情報の提供および研修を行うこと

医療的ケア児およびその家族に対する支援に関する法律の基本理念の実現
■医療的ケア児の日常生活・社会生活を社会全体で支援
■個々の医療的ケア児の状況に応じ，切れ目なく行われる支援　等
どこに相談すればよいかわからない，医療的ケア児やその家族の様々な相談について，医療的ケア児支援センターが総合的に対応する．

●家族等への相談，情報提供・助言等
▶家族等からの様々な相談に総合的に対応．
（相談内容に応じて，市町村や相談支援事業援事業所等に所属する医療的ケア児等コーディネーター等，地域の適切な者に繋ぐ．必要に応じて関係機関間を繋ぎ，検討体制を整える等）．
▶家族等への地域の活用可能な資源の紹介を行う．　　　　　　　　等

医療的ケア児支援センター（都道府県）
※医療的ケア児等コーディネーターの配置を想定．
※都道府県が自ら行う場合も含む．
※社会福祉法人等と役割分担して実施することも可能．
管内の情報の集約

●関係機関等への情報の提供および研修
▶管内の医療的ケア児やその家族のニーズの地域への共有を行う．
▶好事例や最新の施策等の情報収集・発信を行う．
▶医療的ケア児等支援者養成研修等の研修を実施する．
▶地域の関係機関からの専門性の高い相談に対する助言等を行う．　　等

医療的ケア児にかかわるさまざまな相談
・仕事と育児を両立させたい
・先々の子育ての見通しがつかない
・きょうだいに関わる時間がとれない
・夜間のケアがつらい
・緊急時の預け先がない

・調整困難事例の相談
・地域の医療的ケア児の状況の共有

市町村等（地域の支援の現場）

訪問看護ステーション　医療機関　障害児通所支援事業所
障害者就業・生活支援センター　ハローワーク　等
医療的ケア児やその家族を支援する多職種による連携体制の構築
相談支援事業所
市役所　学校　保育所・幼稚園

医療的ケアのある子どもとその家族
どこに相談すればよいかわからない　→　**センター設置により相談先が明確化**　**支援の実施**

▶センターや地域の医療的ケア児等コーディネーターの仲介等により，医療的ケア児にかかる支援にあたっての協力関係を構築する．
▶個々の医療的ケア児やその家族への支援を，医療・福祉・教育・（年齢によっては就労）が情報を共有しながら実施．
▶地域の医療的ケア児やその家族への支援について，どのような支援が必要か，関係機関間で協議を行う．

図3 医療的ケア児支援センターの設置による医療的ケア児やその家族への支援（イメージ）
〔こども家庭庁資料より作成〕

③ 医療的ケア児およびその家族に対する支援に関して，医療，保健，福祉，教育，労働等に関する業務を行う関係機関および民間団体との連絡調整を行うこと

医療的ケア児支援法成立後の状況と課題

　2022年度中に，ほぼすべての都道府県で医療的ケア児支援センターが設置されましたが，その内容はさまざまです．やる気のある民間団体がセンターを受託して相談，研修，連絡調整を一手に引き受けているところもあれば，自治体庁舎の中にセンターを設置してまず電話相談を受けることからはじめるようなところもあります．

　規模の大きな都道府県は複数か所設置する必要があると思われますが，その適正数はまだよくわかりません．今後，各都道府県の好事例を集めて情報共有し，より効果的なセンターが作られることを願っています．

参考文献
・フローレンス：2021/06/11　歴史的瞬間…！「医療的ケア児支援法」が全会一致で可決！医療的ケア児の支援が自治体の責務へ.
　(https://florence.or.jp/news/2021/06/post46538/　参照 2023/6/14)
・厚生労働省：令和元年度医療的ケア児の地域支援体制構築に係る担当者合同会議「医療的ケアが必要な障害児への支援の充実に向けて（令和元年10月11日）」.
　(https://www.mhlw.go.jp/content/12204500/000559839.pdf　参照 2023/11/30)
・厚生労働省：医療的ケア児支援法の概要.
　(https://www.mhlw.go.jp/content/000801674.pdf　参照 2023/6/14)
・厚生労働省：医療的ケア児及びその家族に対する支援に関する法律（令和3年法律第81号）.
　(https://www.mhlw.go.jp/content/000801675.pdf　参照 2023/6/14)
・厚生労働省：令和4年度医療的ケア児の地域支援体制構築に係る担当者合同会議　資料.
　(https://www.mhlw.go.jp/content/12204500/000559839.pdf　参照 2023/6/14)

（奈倉道明）

5 医療的ケア児の現状を知ろう

ここはおさえる!

- 医療的ケア児数は 2012 年から 1.5 倍，人工呼吸器児数は 2.7 倍に増えており，しかも低年齢層ほど多いです．将来これらの子どもは成人になりますので，医療的ケア者に対する支援も考えなければなりません．
- 医療的ケア児は，重症心身障がい児（重心医ケア児），障がいがほぼない医療的ケア児，発達障がいのある医療的ケア児，肢体不自由のある医療的ケア児に分けることができ，それぞれに必要な支援が少しずつ異なります．

増えている医療的ケア児

　在宅の医療的ケア児の数は年々増えています（図1）．診療報酬の統計から計算する方法によると，2012 年から 2021 年の 10 年間に在宅の医療的ケア児の総数は 13,585 人から 20,180 人と 1.5 倍に増えています．ただし，ここでは医療的ケア児を「19 歳以下」と定義しています．このなかで，経管栄養児数は 2,253 人から 7,958 人と 3.5 倍に（図2），人工呼吸器児数は 1,928 人から 5,214 人と 2.7 倍に増えています（図3）．しかも，19 歳以下の医療的ケア児の内訳を 5 年ごとに分析すると，0～4 歳の群が最も多く，次いで 5～9 歳，10～14 歳，15～19 歳の群と並んでおり，毎年一貫して増加傾向にあることがわかります．

　これらの子どもたちは，今後 20 年以内に確実に成人となり，医療的ケア者へと移行していきます．それまで医療的ケア児の医療はおもに小児科医が管理調整しますが，成人となった患者の医療は誰が担うのか，医療以外の面の支援体制は十分か，就労できるのか，といった課題が新たに浮上しています．

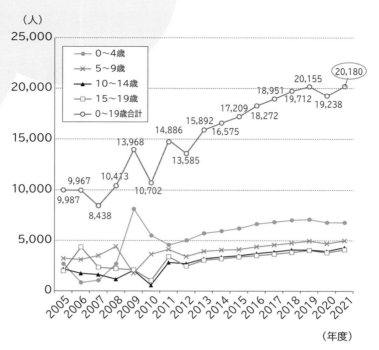

図1 年齢階級別の医療的ケア児数

〔平成 30 年度厚生労働科学研究「医療的ケア児に対する実態調査と医療・福祉・保健・教育等の連携に関する研究（田村班）の推計方法による〕

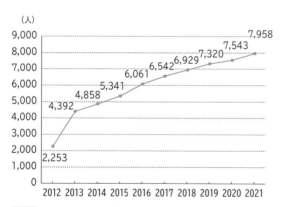

図2 経管栄養児数の推移

〔厚生労働省：社会医療診療行為別統計より筆者作成〕

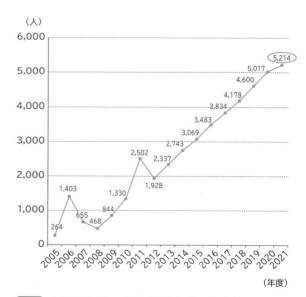

図3 年齢階級別の人工呼吸器児数の年次推移

〔平成 30 年度厚生労働科学研究「医療的ケア児に対する実態調査と医療・福祉・保健・教育等の連携に関する研究（田村班）の推計方法による〕

医療的ケア児の病像

　一口に医療的ケア児といっても，そのありようはさまざまです．日本では障がい児を理解すると
き，運動障がいと知的障がいの2軸で区分して理解することが多いです．これは，重症心身障が
い児を理解するときに，大島分類（図4）を使って運動機能は座位まで，知的機能はIQ35まで

				(IQ)
21	22	23	24	25
20	13	14	15	16
19	12	7	8	9
18	11	6	3	4
17	10	5	2	1
走れる	歩ける	歩行障害	座れる	寝たきり

IQ軸目盛り：80 / 70 / 50 / 35 / 20 / 0

図4　大島分類

この区分表の中で，重症心身障がい児は区分1〜4に相当します．

医療的ケア児は，重心医ケア児，発達障がいの医ケア児，肢体不自由の医ケア児，障がいのない医ケア児の
4つに分類できる
・58%は重心医ケア児．常に濃厚な身体介護と医ケアが必要
・27%は障がいなし．しかし通常学校に入れず，通常の日常生活が送れない
・8%は発達障がいあり．医療デバイスを含めた見守りが大変
・6%は肢体不自由があるが意思を明確にもつ．しかし声を聴いてもらえず，通常社会に受け入れてもらえない

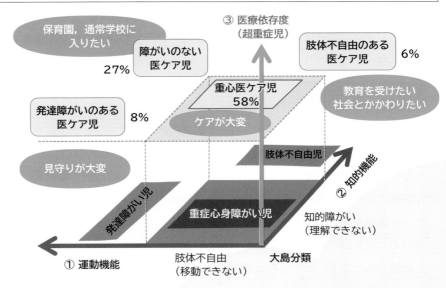

障がいの3軸
① 運動機能
② 知的機能
③ 医療依存度

図5　医療的ケア児を理解するための3つの障がいの軸

〔前田浩利先生の障害モデルに，2015年埼玉県ニーズ調査のデータを加えたもの〕

と定義されていることをみても明らかです．医療的ケア児は，大島分類も含めた3つの障がいの軸で理解することが大切です（図5）．

医療的ケア児のなかで最も多いのは，運動障がいと知的障がいが重い重症心身障がい児です．2015年の埼玉県の調査では，(1) 重症心身障がいの医療的ケア児は58％，(2) 運動障がいや知的障がいがないか，あるいはあっても軽度な医療的ケア児は27％，(3) 運動機能はよいが知的障がいがある医療的ケア児は8％，(4) 知的機能はよいが運動障がいがある医療的ケア児は6％でした．障がいの程度の基準の取り方によって数字は大きく変動するため，これらは普遍的なデータとはいいがたいですが，臨床上の感覚と概ね合致しているといってくださる医師は多いです．

それぞれの病像により，注意すべきポイントは異なっています．

重症心身障がいの医療的ケア児（重心医ケア児）

重心医ケア児の多くは寝たきりで，経管栄養や在宅酸素，気管切開，人工呼吸器といった複数の医療ケアを必要とする子が多いです．さらに浣腸，導尿も必要とすることは珍しくありません．このように，重心医ケア児の医療ケアは多岐にわたっています．なかでも気管内吸引，口腔鼻腔内吸引は必須であり，保護者は夜の睡眠時間でも頻回に吸引しなければならないため，保護者の慢性的な睡眠不足も大きな課題です．

障がいがほぼない医療的ケア児

発達障がいや肢体不自由がない医療的ケア児については，多くは経管栄養のみ，在宅酸素のみ，あるいは気管切開のみといった単体の医療ケアを必要とする子が多いです．医療ケアがあることを除けば普通の子どもと変わりはありませんが，医療ケアができる大人が常に付き添って見守る必要があります．そのため，通常の保育所や学校では，保護者の付き添いなしで通うことを断られやすいです．また，学校に行けたとしても，友だちどうしの通常の社会関係をもちにくいです．そのため，医療ケアだけでなく友だち関係を築けるような配慮や支援も必要でしょう．

発達障がいのある医療的ケア児

肢体不自由がなくて発達障がいのある医療的ケア児は，なぜか多動であることが多いです．自閉スペクトラム症（ASD），注意欠如・多動症（ADHD），知的障がいの3つをあわせもっているような子が多くみられます．多動で落ち着きがなく，大人の指示を聞かず，興味のあるものに衝動的に突進する傾向があり，動いているうちに経管栄養や酸素のチューブ，人工呼吸器の回路が外れたり，栄養管や気管切開カニューレを抜いてしまうといった事故が日常的に起こります．本人は元気なため，発見が早ければ大事に至らないことが多いですが，処置が遅れると命の危険にさらされる可能性があります．そのため，多動の子どもを常に監視して，トラブルにすぐに対処しなければならず，介護者の負担は大きいです．

肢体不自由のある医療ケア児

　知的には正常ですが，身体障がいが重い子です．筋ジストロフィー，ミオパチー，脊髄性筋萎縮症といった筋肉に異常をきたす疾患に多いです．知らない人がみると知的障がいも重いだろうと思われがちなため，尊厳のある接遇を受けられないこともよくみられます．そして社会と隔絶されやすいため，社会的な交流を求めている子どもが多いです．一方で，勉強熱心で哲学的に深い思索を追求する子もいます．2018年に公開された映画「こんな夜更けにバナナかよ」の主人公のように，わがままな性格に育つ可能性もあります．このような子どもたちの社会関係や自己実現を支援していくことも，重要な課題です．

参考文献

・奈倉道明，他：厚生労働科学研究平成28年度「医療的ケア児に対する実態調査と医療・福祉・保健・教育等の連携に関する研究」分担研究「医療的ケア児数と資源調査④ – 医療的ケア児数の算出方法とその経年的変化—」，2017
・奈倉道明，他：厚生労働科学研究平成28年度「医療的ケア児に対する実態調査と医療・福祉・保健・教育等の連携に関する研究」分担研究「医療的ケア児数と資源調査④ – 埼玉県小児在宅医療患者ニーズ調査の解析—」，2017
・渡辺一史（原作），前田　哲（監督）：松竹映画「こんな夜更けにバナナかよ」（2018年12月28日公開）
　（https://www.shochiku.co.jp/cinema/lineup/banana/　参照 2023/6/14）

（奈倉道明）

6 誰がどこまでケアを行えるの？ 〜さまざまな職種の役割〜

ここはおさえる*！*

- 医療的ケアは，医療関係者以外の役割も大きいです．
- 医療的ケア児の集団生活では，さまざまな職種の連携が大切です．
- 医療的ケア児の成長を見据えた支援が大切です．

医療的ケア児の集団生活では，さまざまな職種の連携が大切になります（図1）．医療的ケアそのものは，医療者や家族が中心となって行うとしても，そのサポートや緊急時の対応では，ほかの職種の協力は欠かせません．また，しばしば医療的ケア以外の合併症などをもっていることもあるので，その支援も必要となります．

福祉制度は自治体ごとに異なる部分もあるので，どれだけのサポートが必要かも検討する必要があります．これらの支援を具体的にどのように行っていくかについては，医療的ケア児等コーディネーターの役割も大切になってきます．

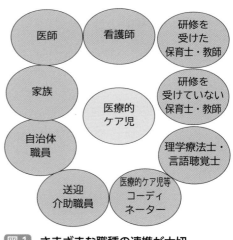

図1 さまざまな職種の連携が大切

医師

医療的ケア児の主治医と施設の嘱託医の連携が必要となります．主治医には医療的ケアの指示書の提出をお願いし，場合によっては，具体的な手技を直接確認することも必要です．退院して在宅

になるときの主治医としては，早産児であれば新生児，神経疾患であれば小児神経，心臓疾患であれば小児循環器，小児がんなどであれば小児血液腫瘍（しゅよう）などの専門医であることが多いかもしれません．しかし，気管切開をしていれば耳鼻科，導尿をしていれば泌尿器科，手術をしていれば小児外科，手術の部位によっては，循環器外科，呼吸器外科，消化器外科，脳外科，整形外科など多分野の担当医がいることもありますので，一覧にしてまとめておくことが必要です．

また，予期せずして気管カニューレが抜けたり，人工呼吸器（レスピレータ）が故障したりなど，緊急の対応が必要なときの医師の確保も必要です．近隣の心身障がい児施設との連携やかかりつけ医での対応が可能であれば，あらかじめ情報共有をしておくことが大切です．

看護師

医療的ケアの主体となることが多いですが，保育施設・学校に通常に勤務している看護師とは別に配置されることが望ましいです．医療処置を行う現場からしばらく離れていた場合は，改めて医療的ケアの実地研修を受けて，手順の確認と，気管カニューレの挿入や経管栄養チューブの挿入など緊急時の対応も経験しておくことが大切です．さらに，医療的ケア教員講習を受けると，同じ施設に勤務している保育士，教師に医療的ケア（喀痰吸引等研修）の第3号研修を行うことができ，施設で預かった医療的ケア児に限定した医療的ケアを行うことができます．

また，「動く医療的ケア児」は成長によって，自分で医療的ケアができるようになることもあります．特に導尿やインスリン投与は，小学校に入学するまでに自分でできるように見守ります．痰の吸引や，時に気管カニューレの交換も自分でできるようになることがあります．

研修を受けた保育士・教師

医療的ケアの第1号研修，第2号研修を受けていれば，医療的ケアを行う一員となることができます．第3号研修の場合は，看護師と協働で行うか，看護師が不在のときに対応できますが，特定の子どもにしか対応できないので，新たな医療的ケアが必要な子どもに対しては，改めて第3号研修を受ける必要があります（図2）.

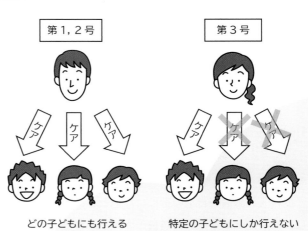

第1, 2号	第3号
どの子どもにも行える	特定の子どもにしか行えない

図2 研修ごとにケアの対象が異なる

研修を受けていない保育士・教師

医療的ケアを行うことはできませんが，どのタイミングで医療的ケアが必要かの判断ができることが大切です．たとえば，痰が溜まってきたときに吸引が必要であるとか，顔色を見ながら体調の変化に気をつける，医療的ケアを行うときの物品の管理を行う，周囲の子どもとの関係を考えるなどがあります．

看護師との協働の仕方で，表1のような手順を決めている施設もあります．

理学療法士・言語聴覚士

運動障がい，嚥下障がいを伴うときには，理学療法士，言語聴覚士による療育が必要です．疾患によっては，療育を行っていると成長とともに障がいが改善し，医療ケアが必要なくなることもあります．

栄養士・調理師

気管切開がある場合や嚥下障がいがある場合は，食事を誤嚥しないような食形態にしておく必要があります．また，食具などもそれぞれにあわせたものを用意します．

医療的ケア児等コーディネーター

研修を受けることで，資格を取得することができます．今後，高齢者のケアマネージャーのような役割が期待されます．医療的ケア児の日々の生活を理解して，家族の相談に寄り添えるようになることが大切です．

送迎介助職員

受け入れ施設が自宅の近くにないときには，安全に送迎を行う体制も必要です．なお，送迎車には，医療的ケアができる職員の同伴が必要となります．

表1 協働の際のチェックリストの例

Aちゃん　経管栄養実施チェックリスト		看護師	保育士
実施手順			
1　注入前の健康状態の観察		○	○
2　使用物品の準備	人工呼吸器に加湿器をつないだか	○	
	ミルク（はぐくみ）200 cc	○	○
	湯冷まし	○	○
	内服薬（臨時処方時）	○	補助
	イルリガートル（母持参）	○	○
	スタンド（車いすに装備されている）	○	○
	シリンジ（使い捨て注射器10 cc）	○	○
	計量カップ	○	○
	時計	○	○
	医師指示書	○	
	チェックリスト	○	
	聴診器	○	
	個別チェックリスト	○	
3　手洗いをしたか		○	○
4　チューブ位置確認	鼻翼固定位置，固定テープの確認	○	補助
5　気泡音の確認	実施しない	○	
6　胃内容物の確認	10 ccシリンジで吸引	○	補助
7　体位の確認	セミファーラ位（15〜30度上半身挙上）	○	○
	ファーラ位（45度上半身挙上）		○
	上記角度を保持し車いすに座り実施	○	○
8　注入直前の ミルクの確認	残胃内容物の量を差し引いたか	○	補助
	ミルクは適温か	○	○
9　栄養チューブ ラインの確認	ドリップチェンバーを適量で満たしたか	○	
	チューブ内の空気を抜いたか	○	
10　接続について	栄養，経鼻チューブはしっかりとつないだか	○	
11　滴下開始を 本人に伝達できたか	いただきますの挨拶ができているか	○	○
12　注入速度は適切か	1分間60滴程度	○	
13　注入中異変は 起きていないか	せき込み，嘔吐，ゼイゼイする，苦悶表情 逆流，唾液の貯留，努力呼吸，痙攣など	○	○
14　終了時に クレンメを閉じたか		○	
15　チューブ内を 水分で流したか	チューブに5 ccの水を通す チューブの内腔はきれいになったか	○	
16　注入終了を 本人に伝達できたか	ごちそうさまでしたの挨拶ができているか	○	○
17　経鼻チューブの フタを閉じたか		○	
18　注入後の姿勢を 保持できたか	15〜30度又は45度挙上の坐位を約15〜30分保持	○	○
19　使用物品を 消毒できたか	調乳で洗浄後，ミルトンで消毒したか 消毒完了後に乾燥させ医務室棚に保管	○	○
20　一般状態の 観察はできたか	バイタルサイン，顔色，顔貌，機嫌の良否，突き上げ嘔吐の 有無，喘鳴の出現など	○	○
21　記録できたか	開始時間，終了時間，注入中の状態など	○	

使用物品の準備，ミルクの調合，ミルクをイルリガートルに入れる準備は保育教諭も携わることができますが，基本看護師が行います．表の○印は保育士が介助ができる項目を示します．

〔青森県五所川原市：保育所等での医療的ケア児の支援に関するガイドライン．2023〕

自治体職員

　家族からの相談があったときには，関係機関の紹介が必要です．集団保育を希望されるときには，早めの募集と情報提供を行い，地域でどれくらいの医療的ケア児がいて，どのようなニーズがあるかの状況把握や，どのような福祉手当が使えるかの情報も必要です．そのためには，医療的ケア児支援センターとの情報共有や研修などでの協力も大切です．

家族

　医療的ケア児の病態や必要な支援はさまざまです．日々の看護や子育てに追われて時間的にも精神的にも余裕がないことと思いますが，早めに関係機関と関係をつなげて，地域で得られる支援を広げていくことが望まれます．

（小林美由紀）

医療的ケア児を受け入れる保育・教育施設職員の育成

- 保育・教育施設ごとに支援体制が異なるため，その施設の職員に必要な研修を選びましょう．
- 医療的ケア児は，医療福祉教育の連携が必要となることが多いため，保育・教育施設長は地域の関係機関の役割や支援内容についても把握しましょう．
- 医療的ケア児情報発信ポータルサイト等を活用し，最新の地域情報を得ましょう．

　保育・教育施設にて医療的ケア児を受け入れるには，受け入れるための職員の育成が必須となります．そこで，医療的ケア児受け入れに際し，参考となる研修をご紹介します．

医療的ケア児支援の全体像を知るための研修

　医療的ケア児について総合的に学べる公的な研修として，「医療的ケア児支援者養成研修」があります．ここでは，医療的ケア児の障がい像，障害福祉サービスの体系，地域生活支援について，支援する場所（居宅支援，相談支援，児童発達支援，保育施設，学童クラブ，特別支援学校）ごとに支援の特徴を学ぶことができます．自身の所属している施設だけでなく，異なる支援場所を知ることで，医療福祉の連携が不可欠な医療的ケア児の生活イメージや，進級後の新生活のイメージをしやすくなり，切れ目のない支援への一歩となります．

　また，日本小児在宅医療支援研究会では，子どもの地域生活支援にかかわる医療・福祉職の幅広い内容の研修会を定期的に開催しています．

保育士・教員・ホームヘルパー等の介護職員が受講できる喀痰吸引等研修

　保育施設や学校に，医療的ケアを実施するための看護師等が配置される際，看護師は1人の配置になることが多いです．その場合，看護師が不在のときや，緊急事態に備え，保育士や教員が喀痰吸引等研修を受講していると，代わりに医療的ケアを行うことができます．

　喀痰吸引等研修とは，2012年度からスタートした，一定の条件の下で介護職員等の福祉職が一部の医療行為を行えるようにするための研修です．研修は実施可能な行為と対象者によって第1号～3号に分けられ，その内容に応じて研修時間が異なります（表1）．第1・2号研修は，研修時間が長く不特定多数の者に行えますが，第3号研修は，特定の利用者かつ特定の医療行為のみ実施できる研修となっています．保育施設や学校など医療的ケア児が少ない施設では，預かった子どものみに医療的ケアを行う場合に，第3号研修は研修時間の短さから受講しやすい研修です．また，保育・教育施設において，医療的ケア児の支援を行う際に，看護師と協働するために，保育士や教員が「看護師の仕事内容を理解する」意味で，第3号研修の受講は有効であると思います．

　喀痰吸引等研修は，基本研修とよばれる座学で行う研修と，実施研修という実技の研修に分けられています．基本研修は，自治体または民間の事業者が実施しています．内容は，重度障がい児・者等の地域生活等に関する講義，障がいおよび支援に関する講義，緊急時の対応および危険防止に関する講義，喀痰吸引等に関する演習です．実地研修では，認定看護師の研修を受講した看護師から，実技の指導を受ける必要があります．これは，研修受講後に医療的ケアを行う予定の利用者を対象に，2回以上の実技を行う研修です．

表1　喀痰吸引等研修の種類

	実施可能な行為	対象者	基本研修	実施研修
第1号研修	・喀痰吸引 （口腔内・鼻腔内・気管カニューレ内）	不特定多数の利用者	講義50時間 演習5回， 各行為の 救急蘇生 1回以上	現地研修 口腔内10回 以上 他20回以上
	・経管栄養 （胃ろうまたは腸ろう，経鼻）			
第2号研修	・喀痰吸引 （口腔内・鼻腔内）			
	・経管栄養（胃ろう・腸ろう）			
第3号研修	・喀痰吸引 （口腔内・鼻腔内・気管カニューレ内）	特定の利用者	講義8時間 演習1時間	指導看護師 の許可が得 られるまで
	・経管栄養（胃ろうまたは腸ろう，経鼻）			

〔厚生労働省の資料を基に筆者作成〕

医療的ケア児に対応する看護師の研修

　0歳児が4人以上いる保育施設の場合，看護師がすでに勤務している保育施設もあります．しかし，福祉施設での勤務であるため，長年医療行為から遠ざかっている看護師も少なくないと思います．そのような場合，看護師が医療的ケアを学び直す機会として，前述の喀痰吸引等研修の認定看護師研修のほかに，保育士や教員に医療的ケアを指導できるように，教え方を学ぶための医療的ケア教員講習会という研修があります．ここでは，医療的ケアの手順の復習だけでなく，保育士や教員への指導方法までを学ぶことができます．

　ほかにも，心身障害児総合医療療育センターでは，保育施設・学校等で医療的ケア児にかかわる看護師向けに定期的に講習会を開催しています．

医療的ケア児等コーディネーター養成研修

　医療的ケア児の社会生活を包括的に支援できるよう，厚生労働省は2016年度より医療的ケア児等コーディネーター養成研修を実施しています．医療的ケア児等に対する専門的な知識と経験に基づき，医療的ケア児またはその家族のニーズを引き出し，支援にかかわる関係機関との連携を図りながら，医療的ケア児の在宅生活，保育施設や学校などでの社会生活，療育機関や医療機関とのサービス調整を担います．この研修では，医療的ケア児の障がい像，ニーズに対するアセスメント，障害福祉制度，ライフステージにおける支援，多職種連携，個別支援計画の作成の演習などを行います．研修終了後，都道府県のWebサイトに，コーディネーターの所属する団体名とその住所等が公表され，地域での相談先がわかるようになっています．

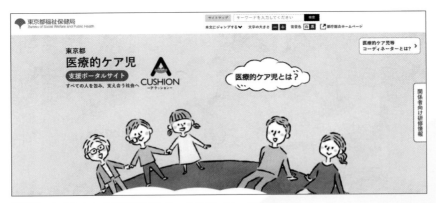

図1　医療的ケア児情報発信ポータルサイト（東京都）

〔東京都保健福祉局：ホームページ（https://www.fukushi.metro.tokyo.lg.jp/Medical-Care_Children_Support/　参照 2023/7/7）〕

自治体ごとに，医療的ケア児支援体制は異なると思います．そのなかで，その実態にあわせた職員の育成や研修を行う必要があるため，2023 年度より，都道府県では，Web サイト上にて医療的ケア児情報発信ポータルサイトを作成しています（図1）．地域の自治体の Web サイトから，研修の内容など最新の情報が得られるしくみとなっています．

（黒岩　舞）

環境を整備しよう

1 自治体の支援体制を知ろう

ここはおさえる!

- 自治体による医療的ケア児の支援は多岐にわたっており，保育，教育，障害福祉，保健，医療，災害対策とさまざまな方面での支援が必要になります．
- 地方自治体は都道府県と市区町村に分けられます．具体的な支援の主体はおもに市区町村になりますが，一部の政策は保健所が担っています．医療は地方自治体とは別のシステムで成り立ち，市区町村から管理されていません．
- これらの支援を担当する自治体の部署はさまざまであり，連携が困難なこともあり，地域間格差もあります．これらを踏まえて自分の地域の情報をキャッチし，支援者と共有して作成を立てていくことが重要です．

　地方自治体には，都道府県と市区町村とがあります．医療的ケア児を支援するにあたり，都道府県と市区町村とでは役割が異なります．市区町村は，地方税収入と都道府県からの補助金を原資として，住民に対して保育や教育といった行政サービスを提供します．都道府県は，国からの補助金と地方税収入の一部を管轄の市区町村に分配し，市区町村の取り組みを支援します．

　医療的ケア児は，保育，教育，障害児福祉などさまざまな行政分野の支援が必要になります．2021年に医療的ケア児支援法が制定され，都道府県は医療的ケア児等支援センターを設置することになりました．医療的ケア児等支援センターは，医療的ケア児とその家族の相談に乗り，地域の関係機関と連絡調整することで，医療的ケア児の地域生活を支援します．

　医療的ケア児に必要な行政サービスである，保育，教育，障害福祉，医療，保健，災害対策について説明します．

保育

　保育事業の主体は市区町村です．たとえば，保育所が障がい児を預かる場合は，保育所が加配保育士の配置を市区町村に申請して補助金の支給を受けます．しかし，医療的ケア児を預かる場合には，看護師を確保しなければなりません．そのため，2021年度から医療的ケア児保育支援事業として，保育所が医療的ケア児を受け入れるために看護師1人分の予算がつくようになっています．

　ところが，保育所で医療ケアを担当する看護師が1人しかいないと，交代要員がいないために，その看護師が食事休憩や休暇を取れないことが問題になります．そのために複数の看護師を配置することが理想ですが，補助金が足りず，医療ケアに習熟した看護師を複数確保することも困難です．

　今のところ，ひとつの保育所で受け入れられる医療的ケア児数は1〜2名程度であり，しかも人工呼吸器を使用する子どものように重症な子を預かれるところはほとんどありません．すべての医療的ケア児の保育ニーズを満たせる状態にはなっていません．

教育

　教育の主体は市区町村で，特に市区町村の教育委員会が公立の小中学校を管轄します．2003年より，文部科学省は都道府県立の特別支援学校に看護師を配置して医療的ケア児を受け入れる体制を整備し，都道府県教育委員会はそれらの学校での医療的ケアのあり方を決めてきた歴史的経緯があります．

　近年は通常の小中学校に医療的ケア児が入学する例が増えてきており，医療的ケア児が入学することが決まると，市町村教育委員会と当該の小学校が受け入れのための体制整備を進めます．文部科学省は，学校に看護師を配置するための予算を年々増やしており，一般の小中学校で医療的ケア児を受け入れる体制の整備を前向きに進めています．

　学校は子どもを教育する場であるため，学校で医療ケアを実施するときにも教育理念が加わります．すなわち，医療的ケア児は自分の体調を自分で把握し，自分でできることを自立して行い，援助が必要なときには自分で要請するよう指導されます．たとえば，吸引が必要な医療的ケア児に対して担任の教諭は「息が苦しくなったら，自分で手をあげて伝えてくださいね」と指示し，子どもが手をあげるまで介助者は吸引をしてはいけない，といったルールを設定します．もちろん，子どもの発達段階や機能に応じたルールが設定されますが，ゼコゼコしたら看護師等がすぐに吸引する，という対応にはしておらず，学校ではいつも教育的配慮をしなければなりません．これらのルールはそれぞれの子の特別支援教育計画に書き込まれ，学校内で共有されます．しかし，そのルールは学校内のみのルールであるため，学校での医療ケアは，しばしば家庭や放課後等デイサー

ビスでの医療ケアと異なることがあります.

障害児福祉

　2016 年に児童福祉法が改正され，地方自治体は医療的ケアを必要とする障がい児を支援するために各関係機関と連携する努力義務があると規定されました．そして 2021 年 6 月に医療的ケア児支援法が制定され，医療的ケア児を支援することは地方自治体の「責務」と規定されました．2021 年度障害福祉サービス等報酬改定では，子どもの医療的ケアを量的に評価するための「医療的ケア新判定スコア」が導入され，医療的ケア児を受け入れる児童発達支援や放課後等デイサービスの報酬は，この判定スコアに基づいて算定されることとなりました．また，医療型障害児入所施設においても，医療的ケア新判定スコアを用いて看護職員配置加算が設定されます.

　また，各都道府県で医療的ケア児等支援センターが設置されることになり，2023 年 9 月時点でほぼすべての都道府県が設置を完了しました．医療的ケア児等支援センターは，地域の医療的ケア児の家族や支援者からの相談に乗り，解決のために地域の関係機関と連絡調整することを業務とします．その真価が発揮されるのは，これからでしょう.

医療

　病院や診療所は，外来通院が困難な患者に対して在宅医療を紹介し，訪問診療，訪問看護が利用できるよう手配しなければなりません．また，歯科医師による訪問歯科診療や，薬局の薬剤師が薬を調整して自宅へ届けてくれる訪問薬剤管理指導というありがたい医療サービスもあります．また，学校，保育所，障害児通所支援施設[1]に医療的ケア児が通う場合には，医療機関による技術指導や緊急時対応といった支援が必要になります．適切な嘱託医が見つからない施設では，地域の医師会や医療的ケア児支援センターに相談してみるとよいでしょう.

もっと知りたい！

[1]障害児通所支援施設：児童発達支援センター，児童発達支援事業所，放課後等デイサービス事業所の 3 種類があります.

保健

　ここでいう保健とは，市区町村の保健センターや都道府県の保健所の活動をいいます．保健センターには地区担当保健師がおり，その地域の住民の健康相談に乗って専門機関と連携するといった役割があります．医療的ケア児の存在を地区担当保健師に認識してもらうことで，さまざまな行政サービスを円滑に受けることができます．保健所では小児慢性特定疾病や指定難病の申請を受け付け，該当患者に対して有益な情報を提供するなどの広域的役割があります．

災害対策

　行政の一般的な災害対策としては，住民に対して災害に関する情報を発信する，避難所を整備する，災害派遣医療チーム（DMAT）を派遣するといった政策がメインになります．しかし，医療的ケア児や障がい児が一般の避難所に行った場合，人工呼吸器や吸引器のための電源を確保できない，厄介者扱いされやすい，といった問題が起こるため，多くの方は自宅にとどまることを選択します．医療的ケア児にとってはまず避難所へ行くことの困難があるため，避難行動要支援者とよばれます．そのため，災害が発生したときに「どうなったら，どこへ，どうやって避難するか」という計画を事前に立てて災害時個別支援計画として市区町村に提出し，避難行動要支援者として登録しておくことが重要です．その際には，訪問看護師や医療的ケア児等コーディネーター，保健師などに，災害時個別支援計画の作成や提出を手伝ってもらうとよいでしょう．なかなか進まない災害対策ですが，備えあれば憂いなしです．

　以上のように，行政の支援といっても分野によってさまざまです．また，地域によって資源やサービスが異なることもあります．自分の地域の情報をキャッチし，支援者と共有して作戦を立てていくことが重要です．

（奈倉道明）

2 就学前（保育所・幼稚園・こども園）

A 受け入れ準備をしよう

- ●各自治体の医療的ケア児の受け入れ等に関するガイドラインを確認しましょう.
- ●子どもが安心安全に保育を受けられるよう,ケアと管理については,医師からの医療的ケア指示書を必ずもらいましょう.
- ●保育施設内で医療的ケア事業を行う際は,必ず医療的ケア児への理解と対応について職員の理解を得てから行いましょう.

関係機関との連携体制整備

　医療的ケア児が保育施設において安心で安全な生活を送るためには,まずは,「医療的ケア児の支援体制」を作ることが大切です.預かる保育施設環境の整備（場所）,受け入れ体制や必要な書類,記録物関係（もの）,看護師（人）です.

　実際に医療的ケア児を受け入れている保育施設への視察を行い,保育施設での受け入れ状況におけるケアと管理対応,施設と行政との連携,関係機関との連携など職員へ現状を確認することで,事業開始前における実際の保育計画のイメージにつながります.そして,安心安全な保育施設の基本体制（受け入れ範囲）,基本保育の検討（設備などのハード面や,子どもへの対応などのソフト面）ができあがっていきます.

　行政と一緒に医療的ケア児を保育施設で受け入れるためのガイドライン,また各マニュアルをしっかりと作成していきましょう.「さいたま市保育所等における医療的ケア児の受け入れ等に関するガイドライン」（図1）は,さいたま市役所よりいちご南保育園が委託を受けて作成しました.書類やマニュアル等の資料提供も行いました.そのなかのp.5～より医療機関との連携,p.6～保育所等での医療的ケア実施体制および対応が記載されていますので,ご参考ください.

その他の関係機関との連携も，あわせて進めていくことも必要です．安心安全な保育を基本に，子どもの主治医の先生に保育活動を理解していただき，施設での生活や遊びに関しても，こまやかに指示書を作成してもらうことが大切です．緊急時に想定される状況について看護師がアセスメントを行い，対応することも必要になります．そのほか，当園では災害時や新型コロナウイルス感染症の流行のなかでの保育にあたり，特に新しい生活習慣に伴って個別にマニュアルを作成しました．

また，主治医のほかに，訪問看護ステーションを利用されている方もいましたので，医療的ケア方法や管理について，訪問看護がある日にその子の自宅に伺い，カニューレ交換を実施する際に見学に行かせてもらったり，保護者の許可をいただきお手伝いもさせてもらうことで，保育園でカニューレが取れてしまったときに再挿入ができるようになるなど，技術面においても連携は大切です．

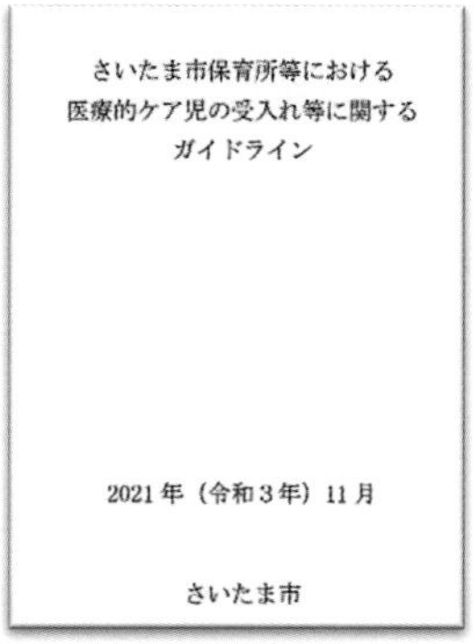

さいたま市保育所等における
医療的ケア児の受入れ等に関する
ガイドライン

2021 年（令和 3 年）11 月

さいたま市

図1 さいたま市保育所等における医療的ケア児の受け入れ等に関するガイドライン

さらには，保育施設内においても，運営開始前に保育士，栄養士などへの説明も欠かせません．当園では，実際に保護者から破棄する痰吸引のカニューレの器具をいただいて，触ってもらったり，使用方法など資料提供をしながら説明をしました．酸素ボンベの取り扱いや対応方法も実際に業者の方に来園してもらい，酸素の出し方や閉め方，注意点なども教えてもらいました．このような取り組みを行うことで，「医療的ケア児には，このようにケアと管理を看護師が行うのですよ」と対応方法を知っておくことが大切です．「保育士は保育を行うこと．看護師が医療的ケア児のケアと管理を行うこと」と役割分担をし，それぞれのプロがお子さんをみるのですよ，ということを理解してもらうとよいでしょう．このように，医療的ケア児のお子さんは看護師がケアと管理をすることを理解してもらい，保育士には安心して保育に専念してもらいたいと考えます．

受け入れ準備

医療的ケア児の受け入れに伴い，いちご南保育園において準備，対応してきた内容は下記の通りです．

建物の整備

①玄関での受け入れ対応場所
②衛生用品棚の設置
③倉庫（バウンサー，テーブル付き補助いす，いす，子ども机，予備酸素用収納棚〈鍵付〉）
④台所（胃ろうや経管栄養のための器具準備，器具の洗浄用）

医療的ケア児の保育園での過ごし方〜保育，看護の両面から〜

　毎朝の体調チェック，保護者から家庭でのようすの確認を行いながら，保育を進めていくことを大切にします．少し体調が思わしくない場合には，無理はしないこと．保育時間の調整も行いましょう．

　体温や顔色などの全身状態をみながら，ようすに変化があった場合には，保護者との連絡を密に取りながら，午前中のみに保育時間を変更するなどの対応を行っていくことで，保護者の方にも安心していただけるよう配慮を行いましょう．

新型コロナウイルス感染症への対応〜基本的な生活習慣〜

　2020年度に開園してすぐに新型コロナウイルス感染症が流行したため，感染症対策もふまえながら「基本的な生活習慣」として朝の登園時，クラス活動，お着換え時，ケアと管理時，緊急時，給食やおやつ時，排せつ時，外遊び時など，保護者の方の安心につながるように，一人ひとりへの基本的な生活習慣対応書類を作り，保護者の方への説明を実施しました．

　現在は，特に感染力が強いといわれている，インフルエンザ，ヘルパンギーナ（夏風邪）などの感染症が園内やクラス内で発生した場合には，保護者へお知らせします．また，流行時においては可能な場合，個室での対応や子育て支援センターなどの空き部屋を利用するなど，感染症対策を行うことなどを書類に記載しています．

職員への研修

　「医療的ケアとは？」「医療的ケア児とは？」，ケアと管理方法を職員に理解してもらうため，たとえば次のような研修を行うことも大切です．

1 酸素療法

　実際に，酸素を取り扱う業者の方に来てもらい，取り扱いの説明（酸素を出す，止めるなど）を受け，職員は実物を見る，触るなどして体感しました．

2 気管カニューレ内吸引，口腔・鼻腔内の吸引

　看護師が実際使用している器具を用いて，下記のような説明をしました．

　・チューブを入れる長さは個人によって違いがあること

　・どのような機器を使用し，どのような音がするのか（実演）

　・小学校に向けては，鏡をみて，自己吸引の練習なども行っていくこと

3 経管栄養

　看護師が実際使用する器具を用いて，どのような形状・色の食べ物・栄養剤を注入するのか，どのような器具を使用するのか，などを実演しながら説明しました．また，給食やおやつでは，みんなと一緒に「いただきます」の気持ちを大事にしていくことがポイントです．

医療的ケア児への理解〜保護者・地域の方々への説明会〜

　保護者の方へは，医療的ケアの子どもへの理解を促すために，入園説明を行いました．また，在園児保護者へは手紙で周知を行いました．

　医療的ケア児の保護者の方から，医療的ケア児受け入れについての理解を深めたいと説明会の希望がありましたが，新型コロナウイルス感染症の流行のため，保育園では当時登園自粛となり，実現しませんでした．

　また，近隣地域への説明会を行いました．医療的ケアの子どもの預かりについて，理解していただくことができました．預かっている子どもたちは，地域の子どもたちです．「障害のある子もない子も，医療的ケアのある子もない子も，保育園を必要としているならば，みんな一緒に過ごしていきたい，いろいろな経験を通して喜びや楽しさ，一緒に成長を感じてもらいたい」という思いをお伝えしていきました．

（三須亜由美）

2 就学前 （保育所・幼稚園・こども園）

B 具体的な整備方法を確認しよう

ここは
おさえる!

● 安心安全な保育施設づくりを担っていくためには，日頃から看護師同士のコミュニケーション・情報共有を行いましょう．

● また，看護師が複数在籍している場合は，ローテーションをして，ケアと管理の技術習得をしましょう．

人員配置

保育施設は，各月齢ごとにクラスを分けて保育を行っています．医療的ケア児もそれぞれのクラスに入り，一緒に過ごしています．そのため，看護師は医療的ケア児に同行し，ケアと管理を行っています．

医療的ケア児が複数いる場合，同人数の看護師が在籍しています．いちご南保育園においては，医療的ケア児1人に対し，担当看護師が1人います．担当看護師の役割は，医療的ケア実施のほか，看護方針や各種記録の責任者，保護者の相談窓口です．

しかし，特定の医療的ケア児のみしかみられない場合，担当看護師が休んでしまったら預かることができないという事態に陥ってしまいます．そうならないよう，当園では，日々の看護師同士の情報共有と看護師のローテーションを行い，どの医療的ケア児も担当できるようにしています．

日々の情報共有については，保育のことはもちろん，子どものケアの変更点や課題点などを共有しています．さらに，毎週，看護師の休みや医療的ケア児の休みを考慮し，あらかじめ担当する医療的ケア児を決めています．

また，当園では，0歳児クラスにみなし保育士として看護師を配置しています．そのため，看護師が急なお休みとなってしまった場合に，0歳クラスの看護師が医療的ケア児を担当することもあ

ります．

施設内の環境調整

ケアへの配慮事項

　医療的ケアのある子どもは，痰の吸引や酸素，胃ろうなど，個人により状況はさまざまです．その子にあわせて配慮をし，安心安全な環境をつくっていくことが大切です．

　当園においては，表1のように環境を整えています．

1　門扉から玄関まではバリアフリー

　医療的ケア児のなかには，肢体不自由の子もいるため，保育園の玄関からは保護者から預かっている座位保持いすに座り入室する場合があります．そのため，当園の門から扉はバリアフリーに

表1　保育室・ケア時の環境整備

医療的ケア内容	活動時の環境整備
気管切開 気管カニューレ内吸引	・吸引器等の衛生物品は，棚の上やロッカー等の安全な場所に置く ・吸引は，いすに座った状態や部屋の端など安全が確保できる場所で行う．園庭で活動する場合には，園庭にあるテラス（ウッドデッキ）の棚に保管する ・園庭で痰の吸引を行う場合には，テラス（ウッドデッキ）で行う．安全確保また子どもの活動を止めないため，他児が少ない場所や端のほうで吸引を行う ・給食時は分泌物の飛散もあるため，端の席にしてもらう．感染予防のため，吸引時は手袋を装着する 　※クラス担任と事前に打ち合わせをして情報共有している ・ガーゼ交換やカニューレ交換等，気管カニューレ抜去リスクのあるケアは，支援センター等の他児のいない安全な場所で行う
酸素	・替えの酸素ボンベを毎朝クラスのロッカーに備えておく．他児の手に触れないよう，保育室になじむよう装飾した箱に入れておく ・座位での活動中は，専用ケースに収納している酸素ボンベを横向きに，酸素チューブは他児に踏まれないよう，子どもの後ろにコンパクトにまとめておく ・外遊び（園庭）中は，酸素ボンベを看護師が背負ったり，酸素ボンベ専用カートに乗せて移動したりする ・外遊び等行動範囲が広がる際には，延長チューブを使用する
経管栄養	・給食時は接続チューブをつないで注入すること，また他児が触ることで胃ろうカテーテルの抜去リスクがあるため，端の席にする ・衛生上，クラスで注入する場合の栄養剤等の注入準備は，棚やテーブルの上で行う．感染予防のため，注入の際は手袋を着用する ・注入時間は子どもによって異なるが，極力他児が食事をしている場で注入できるよう調整する
人工肛門 （ストーマ）	・トイレのタイミング（1～2時間ごと）でストーマの確認を行う．特に，朝の登園時，着替え，午睡前，午睡後，降園時など ・ストーマ交換は，プライバシーや衛生面を考慮し，多目的トイレにて行う ・ストーマ装具，保護膜形成剤，皮膚清浄クリーム，剥離剤等薬剤等の必要物品は袋にまとめ個人ロッカーにて保管する

なっており，玄関は横扉になっています（図1）．また，車いす等
での入退室ができるように手動です．

ケアのスペース

　基本的には，医療的ケアの子どもはクラスで他児と一緒に活動し
ており（図2），各クラスやその子の状況にあわせ安全な場所でケア
を行っています．なお，重症心身障がい児の場合で，活動がむずか
しく，他児と一緒のスペースだと子どもにとって安全な環境でない
場合は，保育室のなかにその子のスペースを確保することもありま
す．

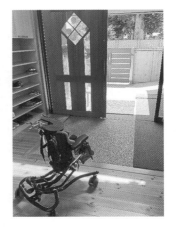

図1 バリアフリーとなって
いる門扉から玄関

日常生活の支援

　医療的ケアのある子どもは，ケアと管理のみならず，成長発達の状態をみながら，日常生活の支
援を行っていくことも大切になります．また，成長がゆるやかな状態においても，子どもが連携し
ている関係機関へ保護者を通して状況を聞いたり，療育や病院受診の際に同行したり，保育施設に
おいても支援を取り入れていくことも必要です．

事　例

1　重症心身障がい児への対応（図3）

　肢体不自由のある子どもには，本人専用の座位保持いすを持参してもらって保育中に使用し，正
しい姿勢の保持に努めています．いすにテーブルを装着し，製作も行っています．筋力が弱く，自

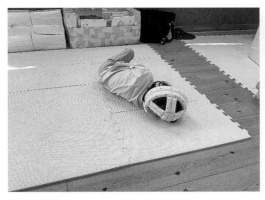

歩行が困難な子どもが寝がえりで移動しているようす．
頭を守るためヘッドギアをつけています．

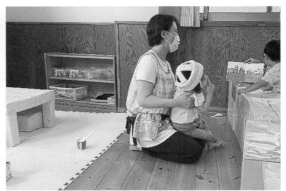

クラスの子どもと一緒に絵本の読み聞かせに参加している
ようす．座位が安定しないため，看護師が膝にのせて見や
すいよう配慮しています．

図2 1歳児クラス保育のようす

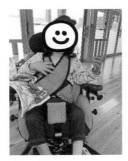
座位保持いす

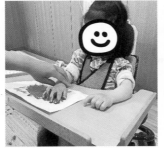
製作のようす

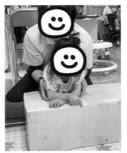
理学療法中

図3　重症心身障がい児への対応

力で鼻水や痰などの分泌物を出すことがむずかしいため，身体に分泌物が溜まりやすいです．そのため，児童発達支援施設で理学療法や作業療法などのリハビリを実施しています．

2 嚥下機能障害などがある子への食事対応

嚥下機能障害があり食事を口から食べることがむずかしい子や，口蓋裂など口腔内に疾患がある子には，図4のように給食やおやつを個別対応しています．ミキサー食をシリンジで胃ろうから注入している子もいます．

3 食物アレルギー

卵アレルギーや小麦粉アレルギーなど子どもに何らかしらの症状がある場合には，医師に「生活指導管理表」を作成してもらいます．内容としては，どのような症状が出るのか，食事の提供時における除去への配慮，またアレルギー症状が出た際の投薬などの指示です．

4 プール・水遊び活動の注意点

子どものどにあるカニューレ部分から水が入った場合，肺の溺水による呼吸困難や肺炎を起こす可能性があります．プールの場合，水位は座ったときの胸より下になるようにします．シャワー

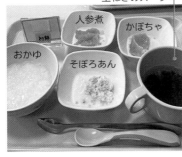

【離乳食】
おかゆ，そぼろあん，かぼちゃ
人参煮，わかめと玉ねぎのスープ

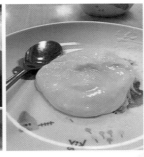

【ペースト食】
クッキー

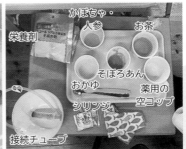

【ミキサー食】
おかゆ，わかめのスープ，
かぼちゃ，人参，そぼろあん

図4　食事の対応例

や水遊び時には，気管切開部に水が入らないようカバーを装着します（図5）．他児には，首元へ水をかけないよう伝えます．

5 外遊び時の注意点

砂遊びの際はスタイなどでカバーし，気管切開孔に砂が入らないようにします．

6 プライバシーへの配慮

ほかの子どもたちが医療的ケアに興味を示す場合，その子にとって重要なものであることや，触らないでほしいことをそのつど説明します．気管切開の子どもの場合，スタイをし，人工鼻や気管切開部が見えないようにする場合もあります．人工肛門のある子どもは，パウチの上から腹巻などをして，他児から見えないようにしています．

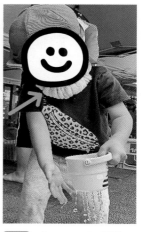

図5 カニューレ部分の保護

水が入らないようにカバーを装着します（矢印）．

保育と療育の連携

ある日～保護者からの問い合わせ～

医療的ケアのある子どもの預かりが当園にて開始されたことで，保護者の方からの問い合わせが増えてきました．内容は，「医療的ケアはないが，障がいがある．保育園に入園したいのだが，できないだろうか」というものです．

保育施設では，障がい児の預かり支援があります．さいたま市では公立1園につき2人と定員が決まっています．どこも定員が埋まっている現状です．そして，私立保育園においても，障がい児支援を行っている施設もありますが，保護者が複数園への連絡をしても，保育士不足のため受け入れ困難な状況であったと不安な声がありました．なかには，数十園の保育園に連絡をしたけれど，受け入れてはもらえるところはなかったとの声もありました．切実な思いに寄り添うには，どのような対応が最良であるかを考えました．

そして～保育施設での取り組み～

保育施設においては，保育士が保育を行いますが，療育のプロではありません．障がい児が入園をしてきた場合に，保育だけではなく，療育も対応ができれば，その子への支援，保護者支援につながるのではないかと考えました．

そして，保育園の施設建物内の1部屋に，「児童発達支援」療育施設専門をつくることとしました．さいたま市行政の協力もあり，保育園施設に保育と療育の機能が備わりました．保護者の方は，とても喜んでくださり，障がい児の保育園入園が実現したのです．

児童発達支援施設の開所

　その後，当園では「児童発達支援なないろ」という施設を開所しました．そこでは保育園に通いながら，給食後からの利用，午睡後からの利用，また午後おやつを食べたあとからの利用と，療育がはじまる時間帯が違う子どもたちの個別療育計画に沿っての活動が始まりました．

　また，児童発達支援を朝から利用する子もいます．なかには，医療的ケア児も数名います．人工呼吸器のある子どもが児童発達支援に来るときは，入浴を行っています．看護師や保育士の先生に「気持ちいいね～」と，体を洗ってもらうと気持ちよさそうに「にこ～」とします．体を拭いてもらい，マッサージをしてもらったあとは，リラックスしてぐっすりと眠りにつきます．保護者の方が自宅で一人でお風呂に入れるのは大変なことです．そのため，保護者支援のひとつとして入浴を行っています．とても喜んでもらっている姿は，看護師や保育士の充実感ややりがいにつながっています．

保育活動から療育活動へ （図6）

　医療的ケア児や障がい児の子どもたちは，お昼からおやつ後にかけて，保育士の先生たちと「児童発達支援なないろ」に移動します．

　クラス活動後，給食を食べて，児童発達支援へ移動する子のなかには感覚過敏の子がいます．その場合は午睡時に個室で睡眠をとることで，リズムよく1日を過ごすことができます．また，おやつ時に，嚥下機能の訓練を作業療法士から個別で受けるためクラスで午睡し，おやつを食べる前

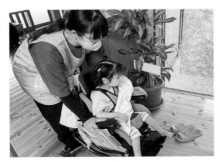
保育園から児童発達支援なないろへ

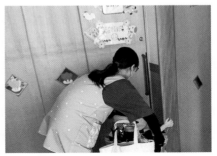
児童発達支援なないろへ

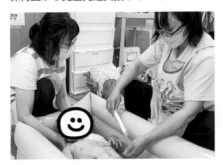
入浴風景

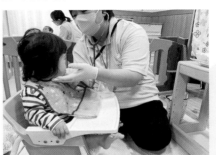
作業療法士による嚥下機能訓練

図6　保育活動から療育活動へ

に移動する子もいます.

さらに，午睡後のおやつを食べてから療育に行く子も多くいます．それぞれの子に個別支援計画があり，一人ひとりの成長発達にあわせた対応を療育のプロが行います．保育と療育とが施設の中で受けられるので，保護者の方々の負担軽減にもなっています.

安心で安全な保育，また一人ひとりにあわせた療育をこれからも推進していきたいと思います.

救急，予想される緊急時の対応

保育施設での活動中は，常に「救急」対応の場合を予測しておかなければなりません．保育施設では，病院のように人員や物品が充足していないため，緊急時への備えが必要です.

当園では，医療的ケア児が各クラスにいるため，看護師がトランシーバーを使用し，応援を呼べる体制づくりをしています．また，一人ひとりの疾患や医療的ケアに基づき「予想される緊急時の対応」マニュアルを作成しています.

気管切開児

1 カニューレ閉塞

保育施設では，家庭と異なり，空気が乾燥しやすく，活動量も増えるため，カニューレ閉塞が起こりやすいです．サインとして，痰が固くなり吸引カテーテルが入りにくい，子どもの咳が増えることで気づくことが多いです．完全にカニューレが閉塞してしまうと，呼吸困難，喘鳴[1]，分泌物吸引困難，顔色不良，SpO_2値[2]低下が現れることがあります．対応としては，加湿の強化・飲めるようであれば水分摂取を促し，吸入を実施します．分泌物の吸引がむずかしい場合には，看護師の応援を呼び，スクイージング[3]を行いながら吸引を実施することが望ましいです.

分泌物が除去できず，呼吸困難がある場合は気管カニューレの入れ替えを実施し，かかりつけ医療機関に救急搬送する場合もあります．カニューレ入れ替え後，呼吸状態が保たれていたら，バイタルサインを測定します．あわせて，保護者に連絡し到着を待ちます.

2 カニューレ抜去

カニューレが抜けてしまった場合には，症状として咳の増強，声質・呼吸音の変化，顔色不良，

もっと知りたい！

[1] 喘鳴：気道に狭窄があるため，そこを通過する空気が乱流を形成して振動したり，狭窄を起こしている粘液などが振動して発生する連続性の音で，患者自身あるいは診察者が耳で聴取できるものを指します.

[2] SpO_2値：経皮的動脈血酸素飽和度といいます．体内のヘモグロビンと結合した酸素量の割合のことで，パルスオキシメーターを使い，皮膚を通して光の吸収度で測定します.

[3] スクイージング：気道に溜まった喀痰をスムーズに出すための呼吸理学療法のひとつ．呼気時（息を吐くとき）に，両手でしっかりと胸を絞り込むように押すことにより，肺の容積変化と気流の変動にあわせて痰の排出を促します.

喘鳴が現れることがあります．対応としては，新しい気管カニューレを再挿入します（医師に再挿入の可否は確認しておきます）．

　再挿入が困難な場合もしくは呼吸状態の改善がみられない場合は園長に報告し，救急車を要請しかかりつけ医を受診します．

　気管切開部を覆い，口からアンビュー®バッグ❹で換気しながら救急車を待ちます．

経管栄養

❶ 経鼻胃管の場合

　経鼻胃管が他児や玩具等に引っ掛かったり，自ら引っ張ったりすること，テープ固定が緩むことで胃管が抜けることが想定されます．また，注入中の抜去や抜けかかることも想定されます．注入中に経鼻胃管が抜けかかることで，誤嚥性肺炎の可能性があるため，気づいた時点で注入を止めます．

　経鼻胃管が抜けかかっている場合には抜去します．嘔吐があった場合には，口腔内・気管内を吸引します．あわせて呼吸状態を観察します（肺雑音の有無，SpO_2値，チアノーゼ❺の有無）．また，保護者へ連絡し，待機します．必要に応じて主治医に連絡します．

❷ 胃ろうの場合

　胃ろうカテーテルが何かにひっかかったり，バルーンが破損したりすることにより胃ろうカテーテルが抜ける可能性があります．完全に抜けてしまった場合でバルーンの破損がない場合は，バルーンの固定水を確認したうえで，抜けたカテーテルまたは予備のカテーテルの再挿入を試みます（吸引カテーテルの代用も可）．バルーンの破損がある場合は，予備のカテーテルまたは吸引カテーテルを挿入します．

　出血等ある場合は止血し，上記の対応を行います．その後，保護者，かかりつけ医に連絡して指示を仰ぎます．

酸素

　酸素を使用している子どもは，心臓や肺に疾患がある子が多いです．緊急時の対応についてあらかじめ主治医から指示をもらい，対応できるようにしておくことが大切です．

　心疾患に関しては，個別の対応が必要なことが多いため，主治医の指示通りに対応します．

　そのほかに，酸素供給の不具合によるSpO_2値低下が考えられます．対応として，酸素濃縮器や酸素ボンベから酸素チューブをたどり，接続外れや閉塞がないか確認します．また，鼻カニューレが正しく装着できているか，鼻カニューレの鼻腔挿入部に分泌物が詰まっていないかも確認します．

もっと知りたい！

❹アンビュー®バッグ：バッグの部分を手で押して，鼻や口などから他動的に換気を行う医療機器．
❺チアノーゼ：血液中の酸素が不足することをきっかけとし，唇や指先などの皮膚や粘膜が青紫色に変化する状態を指します．

血糖管理

　低血糖になりやすい病気の子がいます．低血糖時の対応としては，基準値を下回り経口摂取ができる場合は，ゼリーやジュース，グルコレスキュー（ブドウ糖補給食）などの補食をします．経口摂取ができない場合は，経鼻胃管などを挿入しブドウ糖を注入します．これらは主治医の指示のもと，その子にあった対応を行います．

　また，低血糖になると，元気がない，冷や汗などの症状が出現します．さらに進むと，意識障害やけいれんなどが起こります．そのため，早期の対応が重要となります．

人工肛門（ストーマ）

　保育施設では，緊急時対応が必要となる場合は少ないですが，万が一出血した場合は止血します．まれですが，交通事故のような衝撃が横から面板[6]にかかると，人工肛門が裂けて出血する危険性があります．パウチに溜まるくらいの出血があった場合には，救急車をよびましょう．また，遊具のなかでも鉄棒と登り棒は想定外の外力が面板にかかることがあるので，見学とする場合もあります．

膀胱ろう

　下腹部に小さいろう孔（穴）があり，そこにカテーテルが挿入されています．ろう孔がおむつの中に隠れているぶん，抜けるリスクは少ないですが，チューブが長く，重いことがあるため固定の工夫が必要です．また，夏場はシャワーを行うことで濡れてしまうため，テープ交換が必要です．テープ交換時は抜けるリスクが高まるため，看護師2名体制で対応します．保護者に連絡し，施設で再挿入をしてから，病院を受診します．膀胱破裂の危険性があるため，挿入だけ行い，バルーンは膨らませずに病院へ向かいます．

　また，施設での生活のなかで，尿が出ない場合も尿の逆流や膀胱破裂の可能性があるため，保護者へ連絡し，病院受診をしてもらいます．

災害への備え

　当園の災害時避難先である市役所，区役所，公民館において，医療的ケア児に対する災害時電気供給の確保はされていない状況です．

　過去には東日本大震災があり，発生時に当園ではお昼寝中でした．直ちに保育を中止し，災害マ

もっと知りたい！

　❻面板：ストーマ袋を身体に固定する板のこと．

ニュアルに沿って，緊急引き取り対応を行いました．保育園の食料の備蓄品はありましたが，午後のおやつの用意があったため，使用せずに済みました．この震災のときには，当園のある埼玉県も震度5弱の強い揺れが2度続き，その後は，計画停電がしばらくの間続いたため，給食の際には，おにぎりと具だくさん豚汁，くだものなどを準備・提供しました．また，夕方の計画停電時は，真っ暗になるため延長保育を中止するなど，保護者へ協力を仰ぎました．

地震や台風などの自然災害は，いつ起こるかわかりません．「もしも」に備えての対応準備を行いましょう．

保育施設での備え・保護者からの準備用品

1 非常用電源の確保

緊急時に備えて，蓄電器・ソーラーパネル・車から蓄電器に電気を送るためのコード（図7）などがあるとよいでしょう．

2 医薬品・医療物品の備蓄用品

数日分の備蓄用品を保護者から預かっておくとよいでしょう．当園では，災害時3日分の備蓄用品をお預かりしています．

それぞれの医療的ケア児の子どもに必要な医療物品をリュックサックに入れて（図8），戸棚に

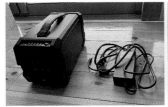
蓄電池

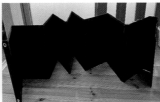
ソーラーパネル

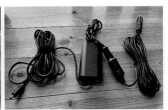
車から蓄電池に電気を送るためのコード

図7　非常用電源の確保

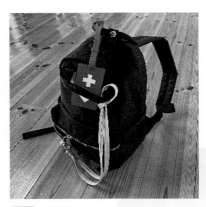

図8　備蓄用バッグ

保管してあります．使用期限や賞味期間があるものは，時折保護者へ伝達し，物品を新しいものに入れ替えましょう．表2に備蓄用品の例を示しました．

表2 備蓄用品の例

保護者に準備してもらうもの	内服薬，医療物品，病院などから処方されるもの 予備の気管カニューレ，吸引カテーテル，アルコール綿，人工鼻，Y字ガーゼ，手動吸引器（図9） 栄養カテーテル，栄養剤，予備の胃ろうカテーテル，胃ろう交換キット，シリンジ（図10） 導尿カテーテル，浣腸液，酸素ボンベ，酸素カニューレ ストーマ装具，用手成形皮膚保護剤，正常剤，剝離剤（図11）　など
保育施設で準備するもの	手袋，手指消毒剤，ペーパータオル，ビニール袋，マスク，オムツ，水，ラジオ，手回し充電器，給水タンク，蓄電器，電池　　など

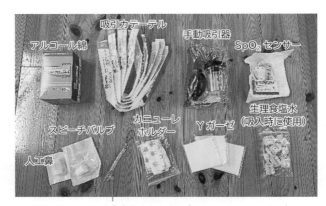

ストラップ（スピーチバルブとスタイをつけるもの）

気管カニューレは予備が1つしかなく，備蓄品としての預かりがない子のバッグの中身．気管カニューレは登園時に持参し，降園時に持ち帰っています．

図9 気管切開・気管内吸引児の備蓄バッグの中身

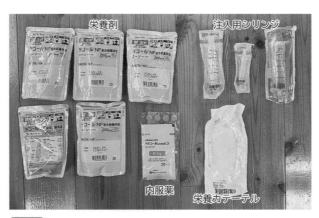

図10 経鼻胃管児の備蓄バッグの中身

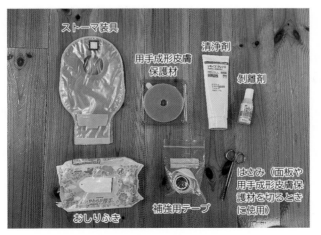

図 11 人工肛門（ストーマ）児の備蓄バッグの中身

（三須亜由美）

3 就学後（小中学校・特別支援学校）

A 受け入れ準備をしよう

ここは
おさえる!

- 関係機関と連携して，子どもにかかわる情報を共有しましょう．
- 就学前に受けていた支援を，学校での指導に活かしましょう．

就学前施設等との連携

　学校は子どもたちの成長・発達にあわせた教育（指導・支援）を行う場所です．しかし，子どもたちの成長・発達は就学前からすでにはじまっています．就学前施設等には，保育所，幼稚園，発達支援センター，日中一時支援などがありますが，学校は就学前の子どもたちがどんな環境のなかで生活していたのかを把握しておく必要があります．学校での受け入れ準備として，就学前に就学前施設等の関係者と学校関係者で，事例のケース会（情報共有）や引継ぎ会，訪問等を行い，それぞれが情報を提供し，情報交換を行いながら就学後の子どもへの支援について連携していくことが大切です．

就学前の情報共有

　就学に至る前までの子どもの生い立ちや，家族の思いや願いについての情報を共有します．子どもの生い立ちを知り，今後どんなふうに育ってほしいかを把握し，今までどのような目標をもって支援を受けていたのかを確認します．学校はその目標や支援内容を確認，共有しながら，就学後の個別の指導，支援計画につなげていきます．

　学校は大きな集団生活の場です．入学すると，子どもたちと家族の生活環境も大きく変わります．今までその子が集団のなかで過ごしたことはあるのか，あった場合は他者とのかかわりはどうだったのか，どんな体験や経験をしてきたか等も大切な情報となります．もし今まで集団生活をし

たことがなかった場合は，入学後はゆっくりと集団生活に慣れることからはじめなくてはなりません．また，情報を交換するなかで，子どもとその家族についての情報も交換します．就学後は現在の生活リズムから，家族全体で学校にあわせた生活リズムに見直す必要があるかもしれません．

　このように，家族も含めた就学への準備のためにも，就学前施設と学校との情報交換は大切なものになります．

就学前施設等での医療的ケア

　日常の生活行為である医療的ケアを学校でも引き継いで実施していくために，入学前施設等の医療的ケアについて確認します．誰が医療的ケアを実施していたのか，どんな場所で何時に実施していたのか等も大切な情報です．学校では，看護師や教員（認定特定行為業務従事者）が医療的ケアを実施します．子どもたちは今までとは違う人から医療的ケアを受ける，さらに医療的ケアを受ける場所や時間も変わる，という環境の変化を受け入れる必要があります．

　また，学校は1日を通し，授業や活動の時間が時間割されていて集団で動きます．現在の医療的ケアと同様に実施しようとすると，学校の授業や活動時間を中断して医療的ケアを受ける，という状況となってしまう場合があります．そのようなことも想定し，事前に学校生活の流れについて確認しながら，学校での医療的ケアを一緒に考えていきます．就学前から保護者とともに，調整や準備ができれば，就学後のスムーズな学校生活につながります．

　学校は毎日の子どもの健康状態（体調）を把握し，学校のなかで必要な医療的ケアが的確に行われるよう学校環境を整えながら，子どもたちが教育を受ける時間（授業時間や活動時間）の確保についても考えていくことが求められます．

医療機関との連携

主治医訪問

　医療的ケアを必要とする子どもたちには，元気に動き回る子どもや，知的な障がいをもったり，移動や体を動かすことが不自由な子どもたちもいます．子どもたち一人ひとりが抱える疾患や，障がいの種類，程度は違います．その子どもたちを知る，という手段のひとつに主治医訪問があります．保護者と一緒に教員や看護師が通院に同行することで，主治医から直接情報を聞いたり，指導や助言を受けることができます．学校は主治医へ，学校の環境や生活について，また，学校での学習内容や指導内容について伝えます．互いに情報を交換することで，主治医が学校のようすを理解したうえで，その子への健康上の配慮や注意点を保護者同席のもと，一緒に確認できる機会になります．

　主治医訪問は子どもが学校で安全で元気に過ごし，学習を受ける環境を整えていくための貴重な

時間といえます．また，緊急時として想定される事態と，そのときの対応方法についても確認しておくこともできます．

理学療法士・作業療法士・言語聴覚士との情報交換

　医療的ケアの必要な子どもたちの多くは，姿勢を保つこと，立つこと，歩くこと，話すこと，呼吸をすること，食べることなどの日常生活に障がいがあり支援を受けています．

　就学前から専門的立場の方から訓練や指導を受けている場合は，学校との連携が必要です．学校ではたくさんの活動があり，また，食事の時間もあります．体の動かし方や食べさせ方によっては，子どもたちに苦痛や危険が及ぶ事態になってしまう場合もあります．子どもが苦痛を感じず，安全に活動や食事ができて，少しでも機能を向上していくために学校でできることはないかを，連携しながら考える機会となります．体を動かすときや，呼吸が楽な体位，痰を出すための方法や留意点，食事をするときの配慮等のアドバイスを専門的立場の方から聞き，学校での授業や指導のなかでどう取り入れていくか等を検討します．

　学校は専門家である理学療法士や作業療法士等と同じようなかかわりはできませんが，子どもたちの発達段階を把握し，心身の発達や成長に働きかける指導として取り組むことはできるのです．

自治体や福祉との連携

　医療的ケアを受けている子どもがどこの学校に入学するかは，子どものようす，保護者の希望等を配慮し，自治体の教育委員会が保護者と検討します．また，就学にあたっては，保健師や児童相談所の助言が必要な場合もあります．このように就学の検討をする際，自治体関係者が学校の情報をより多くもっていれば，保護者に適切な情報を伝えることができ，保護者も自分の子どもに適している学校を選択することができます．

　学校はそれぞれにもっている情報を，常に開示したり，自治体が開催する情報交換会等に参加して連携を図っていくことが大切です．また，福祉サービスを利用して登下校の支援を受けたり，放課後施設等を利用する場合，学校もその状況を把握しておきます．学校は，毎日の安全な登下校ができるよう福祉機関とも連携し，子どもたちが毎日通学できて，生活リズムが整うよう支援することも大切な役割です．

（内田真由美）

3 就学後（小中学校・特別支援学校）

B 具体的な整備方法を確認しよう

ここは
おさえる!

● 学校での医療的ケアは，看護師と教員が連携して実施しましょう.
● 災害時・救急時を想定して，学校全体で備えをしておきましょう.

人事配置（校内の医療的ケア実施者）

　学校で医療的ケアを実施するためには，看護師の配置は必須です．しかし，学校での十分な看護師の配置は追いついていないのが現状です．学校では，看護師の連携のもと，教員が喀痰吸引等研修（第3号研修）を受け（図1），認定特定行為業務従事者となれば，限定した医療的ケアを実施することができます．教育現場で安全に，教育的なかかわりをもちながら医療的ケアを実施していくためには，看護師の適正な配置とともに，より多くの教員（認定特定行為業務従事者）を育成し，看護師とともに医療的ケアを実施していくことが理想の人事配置といえるでしょう．第3号研修を修了した教員は，学校内で看護師から個別の実技研修を受け，対象となる児童生徒の医療的

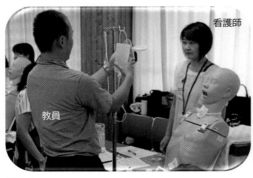
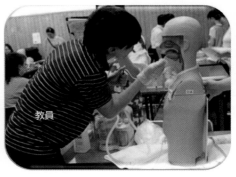

看護師
教員
教員

図1　認定特定行為業務従事者になるための第3号研修のようす

57

ケアを連携して実施しています（図2）.

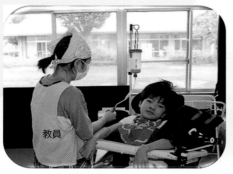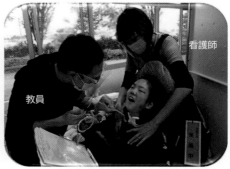

看護師

教員

教員

図2 学校での教員（認定特定行為業務従事者）による医療的ケア実施のようす

校内の環境整備

研修会の実施

　学校には，医療的ケアを受けていない児童生徒もいます．そのなかで安全に医療的ケアを実施していくには，該当児童生徒の担任だけではなく，学校全体で医療的ケアに対する理解や協力が必要です．医療的ケアとは何か？　必要な物品は？　注意することは？　等，実際の物品の映像や動画，人形などを使用してイメージしながら医療的ケアについて研修すると，理解を深めることができます（図3,4）．また，その際には予想されるアクシデントや緊急時の対応方法についても全体で共有しておくと，安心につながります．

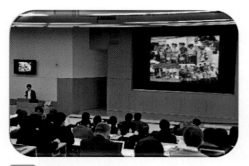

図3 研修会の実施

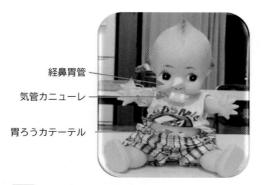

経鼻胃管

気管カニューレ

胃ろうカテーテル

図4 本校手作りの研修用人形
実際に見たり, 触れたりして, 理解を深めています.

実施する場所の確認

　医療的ケアを実施する場所は，学校全体に事前に周知しておきます．吸引をする場所，注入をする場所など，児童生徒のようすや教員側の指導体制，衛生面等も考慮し決めておきます．吸引では，咳による飛沫感染にも配慮した場所を検討します．

　また，注入では，特にお昼の注入場所の検討が必要になります．実施者（看護師）が複数の対象児童生徒を対応する場合は，ひとつの場所（ケアルーム）に集まって実施する方法があります（図5）．ケアルームでの実施では，複数の児童生徒への対応がしやすく，子どもたちは学部や学年を超えた交流ができるというメリットがありますが，学校内でケアルームとする場所を準備しておくことが必要です．ケアルームで実施する場合，子どもたちはお昼の時間は自分のクラスから離れて過ごすことになります．

　お昼の注入場所は，自分の教室で実施する方法もあります（図6）．動き回る子どもや，給食を食べる子どももいる教室内で，安全に医療的ケアを行うための配慮等をクラスの教員と看護師間で確認し，協力しながら実施します．

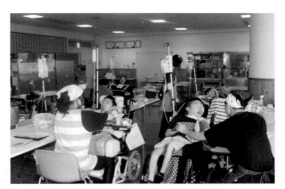

図5　ケアルームでの注入（ひとつの場所に集まっての注入）

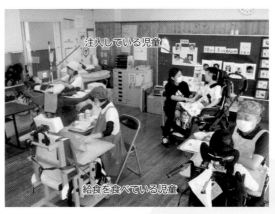

図6　教室での注入（クラスの中で注入）

学校での医療的ケアへのかかわり方

　医療的ケアは日常的な医療行為なので，教育とのつながりについてはピンとこない，という言葉がよく聞かれます．しかし，医療的ケアを行う前後のかかわりは医療行為とはいいません．したがって，医療的ケアの手技以外は日常生活として捉えることができます．たとえば，注入は食事として摂食の学習，吸引は身体（呼吸）の学習，導尿は排せつの学習と考えることができます．このような捉え方のなかで，医療的ケアにかかわる指導内容を考えていきます．しかし，先生方には医療的ケアにかかわる指導を考える前に，まずなぜこの子には医療的ケアが必要なのか？　に目を向けてほしいと考えます．

　注入であれば，摂食動作のなかに課題があるのか？　それとも機能面？　精神面？　吸引を受けている子どもは，どうなれば自分で深い呼吸ができたり，自力で痰を出すことできるのか？　等をアセスメントして，少しでも医療的ケアへの依存を減らすかかわりを考えながら指導にあたっていただきたいと思います．医療的ケアを実施している看護師からの違う視点での情報や意見も参考になります．教員と看護師が連携して指導・支援を行う，これこそが，学校での医療的ケアであると考えます（図7）.

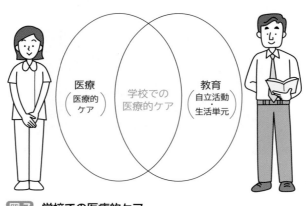

図7　学校での医療的ケア

救急・災害への備え

　児童生徒に想定される救急時の対応として，個々に「緊急時対応マニュアル」を作成して関係者で共有し，事前にどう動くのかをシミュレーションしておくことが必要です．胃ろうカテーテルや気管カニューレが抜けてしまう等の救急事態が起きたときには迅速に対応をしなければならないため，本校では看護師用の手技的な緊急時対応マニュアルと，対応する関係者がどう動くかという教員用の緊急時対応マニュアルを作成しています．

また，学校では災害時を想定し，必要な物品等を準備しておくことも必要です．本校では医療的ケアの有り無しにかかわらず「緊急防災マニュアル」を作成しています（図8）．

緊急防災マニュアルのなかでは，児童生徒全員が各自の防災バッグを準備し，教室で保管することとしています．このバッグの中には，子どもにあった形態の食事と数日間の内服薬等を入れてあり，被災後自宅に戻れなくても学校で過ごせるよう準備しています．また，学校の備蓄として，水やレトルト食品，乾パン等も準備しています．

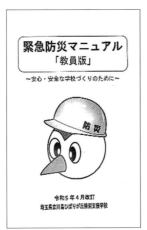
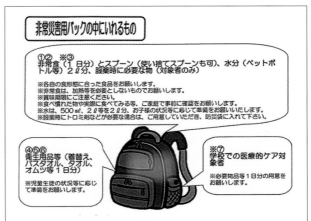

図8 本校の教員用の緊急防災マニュアル（一部）

医療的ケアを受けている児童生徒は，災害時に医療的ケアを受けるための物品が不足する可能性があります．チューブやシリンジ，栄養剤，吸引器等の物品が破損したり，不足すると日常の生活が送れないだけでなく，健康の維持が困難になってしまいます．本校では，必要な物品を防災バッグに詰めて学校でも準備をしています（図9）．この中には，停電時に備え，手動吸引器も入っています．災害時にはこれを背負って避難します．災害はいつ起こるかわかりませんので，毎年定期的に防災訓練をして確認をしておくことが大切です．

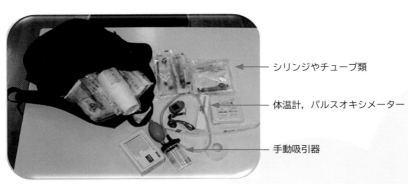

シリンジやチューブ類

体温計，パルスオキシメーター

手動吸引器

図9 医療的ケア防災バッグ

また，人工呼吸器を装着している子どもたちは，停電すると呼吸器が動かなくなり生命の維持に直結する事態になってしまいます．学校では災害時の停電を予測して，医療機関（子どもたちの主治医や近隣の病院）や人工呼吸器会社と事前に災害時の連携方法等を確認しています．また，学校での自家発電装置や非常用コンセント，移動型発電機等を備えておくと電気が復旧するまでの電力の一部を補うことができます（図10）．これらの物品の保管場所や使用方法を，職員全体で共有しておくことも必要です．

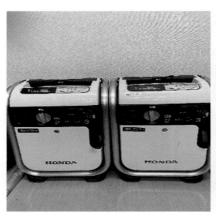

発電機

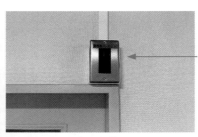

廊下にある
非常用コンセント

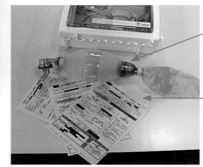

緊急時用
アンビュー® バッグ

個別緊急時マニュアル

図10　停電に対する備え

（内田真由美）

4 放課後（学童保育・放課後等デイサービス）

A 受け入れ準備をしよう

- 学童保育と放課後デイサービスの違いを知っておくとよいでしょう．
- 受け入れの際に，医師からの指示書を発行してもらいましょう．
- ポジティブな子育て話は，保護者を勇気づけます．

地域生活をはじめる際の支援

　医療的ケア児が地域生活をはじめる際に，その児童への支援として，児童福祉法の放課後児童健全育成事業による共働き家庭の就学児を対象とした「学童保育」と，障害者総合支援法並びに児童福祉法において個別（図1）・集団療育（図2）の必要性があると医師・市区町村（福祉課）で認められた未就学児や就学児を対象とした「障害児通所支援事業」があります（表1）．

　医療的ケア児は入院生活や家庭での療養生活に伴い大人との触れ合いはありますが，同世代との触れ合いが少なく集団遊びや関係性の構築が苦手な子どもが少なくありませんので，放課後等デイサービス（障害児通所支援事業所）から馴染んでいくのがよいでしょう．実際にさまざまな遊びや体験のなかで，酸素療法等を続ける子どもに「なんで僕だけできないの⁉」と問われることがあります．こんなときに丁寧に諭していくことができるのは，受入れ児童が少なく職員の人員配置が厚い放課後等デイサービスだからです．

　保護者は，子どもの年齢や医療的ケア等の状況（特性）を考慮したうえで，医療機関のコーディネーターや市区町村の福祉課・障害児相談支援事業所へ相談し，特性にあった支援を受けていくことになります．

　医療的ケア児といっても，一概に重度心身障がい児であるということではありません．医療的ケアを必要としない子どもとほとんど同じように活動・生活できる軽度の子どもも大勢います．た

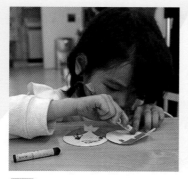
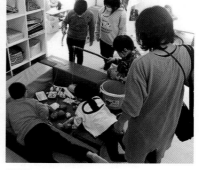

図1 個別療育 　図2 小集団療育

表1 地域生活をはじめる際の児童への支援

医療的ケア児が地域生活をはじめる際の支援				常駐体制	
				医師	看護師
児童福祉法	放課後児童健全育成事業	学童保育（就学児）		×	×
	障害者総合支援法 障害児通所支援事業	児童発達支援 （未就学児）	児童発達支援センター	×	△
			指定児童発達支援事業所	×	△
		医療型児童発達支援		○	○
		放課後等デイサービス （就学児）	重症心身障害児以外の事業所	×	△
			重症心身障害児の事業所	×	○
		居宅訪問型児童発達支援		×	○
		保育所等訪問支援		×	△

注：△は，事業所により異なります．

だ，「保護者や看護師が同行しなければならない」といった法的・慣例的な制約のもと，多くの子どもたちが同世代の友だちと学び遊ぶ機会をもてず，社会性を育める機会を損ねています．

　そのことを心に留め，多くの学童保育・放課後等デイサービスが医療的ケア児の受入れを進めてほしいと願っています．

関係機関との連携体制整備・受け入れ準備

　学童保育・放課後等デイサービスなどへの医療的ケア児受け入れ要請の打診は，保護者から直接や，医療機関や市区町村，障害者相談支援事業所からなどさまざまです．打診があった際には，「医療的ケアの内容」と「発達状況などの特性」を確認し，自身の「事業所の状況」を踏まえたうえで，準備を進めていくことになります．

　退院前の場合は，医療機関の退院前カンファレンスに参加し，医師や看護師との情報交換や調

整・連携の確認を行います．すでに在宅生活を送っている場合でも，保護者を通じ，医療機関からの診断書をはじめ，適切な医療ケアができるよう医師から「指示書」を発行してもらいます．また，定期的な受診日には担当看護師が同行し，気管カニューレ抜去時に備えたり，中心静脈カテーテルに関して医療機関での交換時の見学や医師の指導を受けるなど，医師との連携を行うなどして緊急時の対処法等を確認しておくとよいでしょう．さらに，人工呼吸器や酸素濃縮器などの医療機器を使用する際にはメーカーの方に施設に来ていただき，説明を受けたり，実施の練習を行うなどしておきます．

図3のエコマップは，重度の7歳女児のものです．退院後自宅に帰り在宅生活を送るなかで，社会資源である多くの機関がその子や家族の成長を確認し支えます．それらが一堂に会し，定期的に情報交換や課題解決のための話し合いを進めていくのが支援会議となります．医療的ケア児の保護者は，常にネガティブな材料が山ほどあるなかで，ポジティブな成長を信じ，「確認」しながら子育てしています．その「確認」できる材料をできるだけ多く提供していくことで，支援会議などが保護者を勇気づけることにもなり得ます．そして，近い将来には家族支援も考慮しショートステイ等の機関も加わりながら，連携体制の輪が少しずつ拡がっていきます．

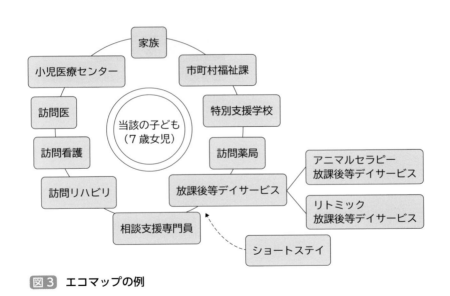

図3 エコマップの例

図4はアニマルセラピーを中心とした放課後等デイサービスと連携をとり，酸素療法の児童が乗馬体験をしているものです．放課後等デイサービスにはさまざまなタイプがあり，それらも自事業所の社会資源として調べ，知り，連携をとっていくことで，子どもたちの経験の幅がさらに拡がっていきます（図5, 6）．

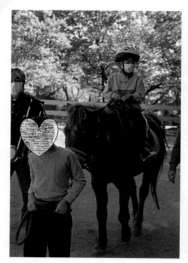

図4　アニマルセラピー（乗馬）

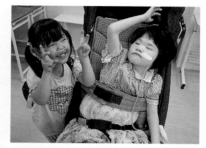

図5　友達と一緒

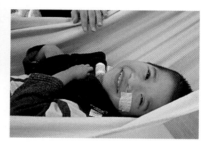

図6　ハンモック楽しいよ

（山下信一）

4 放課後（学童保育・放課後等デイサービス）

B 具体的な整備方法を確認しよう

ここはおさえる！

- 看護師雇用で，躊躇することはありません．
- バリアフリーの施設環境づくりを心がけ，子どもたちを中心に考え，施設がそれにあわせましょう．
- 子どもたちは，子どもたちのなかで成長します．

人員配置

学童保育・放課後等デイサービス（障害児通所支援事業所）が医療的ケア児を受け入れるとき，看護師の存在は欠かせません．表1は放課後等デイサービスの人員基準となります．

よく，看護師を雇用するのはむずかしいとの声をきくことがありますが，頭を抱える必要はありません．

人員基準の注釈（※）に，「医療的ケアを必要とする障害児が利用する場合の従業者については，医療機関等との連携により，看護職員を指定児童発達支援事業所に訪問させ，医療的ケアを行わせる場合等には，看護職員を置かないことができる．（重症心身障害児以外の事業所）」とあります．たとえば，酸素療法の必要な児童の利用日に訪問看護師にお願いをすれば問題はなく，事業所で雇用できていなくてもよいということです．Chapter 2-4A で述べた各機関の連携を有効に活用し，実のある体制をつくることができます．

表1 放課後等デイサービスの人員基準

放課後等デイサービス	
人員基準※	児童指導員または保育士
	児童発達支援管理責任者
	機能訓練担当職員
	看護職員（医療的ケアを行う場合）
	管理者

※医療的ケアを必要とする障害児が利用する場合の従業者については，医療機関等との連携により，看護職員を指定児童発達支援事業所に訪問させ，医療的ケアを行わせる場合等には，看護職員を置かないことができる．（重症心身障害児以外の事業所）
〔厚生労働省：児童福祉法に基づく指定通所支援の事業等の人員，設備及び運営に関する基準〕

また，学童保育・放課後等デイサービスで看護師を雇用した際に，はじめから保護者に看護師と明言せず，「もしかしたら看護師さんですか？」と保護者から聞かれたときに，はじめて「ハイ」と答えるくらいが丁度いいようです．医療的ケア児の保護者は，子どもが退院する際に医療機関から医療的ケアの指導を受けているため，その保護者自身のスキルを超えていない看護師だったと感じた場合（保護者の個人的主観によりますが），信頼関係が危ういものとなることが少なからずあります．さらに，基本的に医師のいる医療機関で働く看護師にとって，医師のいない事業所での勤務は非常に不安なものとなります．同じ事業所で働く保育士等はできるだけ看護師の意識や知識に近づき，全体で支え合うことが何よりも大切です．

施設の環境整備

　施設環境をどのようにするかは，事業所の性格や受け入れようとする医療的ケア児により異なります．とはいえ，むずかしく考える必要はありません．はじめからベッドや医療機器を揃える必要もありません．医療的ケアの必要な子どもたちにとって，学童や放課後等デイサービスは病院では

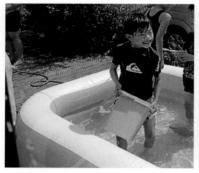
図1　プール

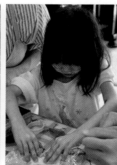
図2　クッキー作り

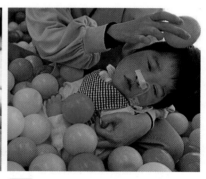
図3　ボールプールでリラックス

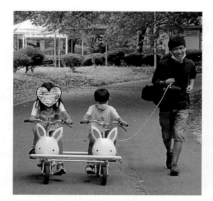
図4　公園でサイクリング

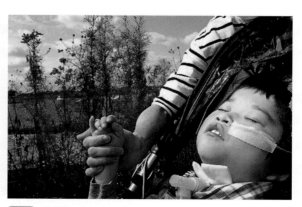
図5　秋風にさそわれて

ありませんし，そこに行くこと自体が外出であり冒険となります（図1〜5）．ですから，ベッドが必要な子どもでも部屋の中心にマットを拡げて，たくさんの物や事柄を感じて動き回れるような環境を設定し，看護師・保育士がその目線にあわせるといったバリアフリー化をすればよいのです（図6）．

　ベッドを設置した場合，やりがちなのが「安全を確保するために」と部屋の隅に設置する・別室で看護師と2人で過ごすといったことで，学童保育・放課後等デイサービスの主旨に反してしまいます．特にいつも目を閉じて寝がちな医療的ケア児の場合，ほかの子どもたちの声が聞こえたり，子ども同士で手遊び歌を歌っていたりすると，看護師や保育士と歌っているときよりも覚醒し笑顔になっていることがよくあります（図7）．

　また，吸引器や呼吸器等の医療機器についてもいろいろなメーカーがあり，設定や取り扱い方法が異なります．ですから，事業所が自前で揃えるのではなく，子どもたちがもっていて普段使い慣れているポータブル機器を使用するのが，保護者ともども一番安心できる方法です．

　重度心身障がい児の放課後等デイサービスで車での送迎を行う場合は，医療的ケア児のバギーが大きいため，救急車サイズの大きめの車両をお勧めします．車いす4台乗車サイズでも，2人乗車でいっぱいということもあります．

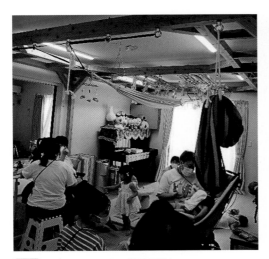

図6　バリアフリーな施設環境

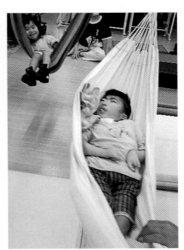

図7　友達の声で覚醒

救急・災害への備え

　普段から医療的ケア児の症状等がファイリングされものを準備しておき，状態が急変した際の緊急時・災害時に備えておく必要があります．さらに同行受診の際に，主治医のダイレクト電話を確認しておくとより安心です．いざ状態が急変した際は，誰もが慌てるものです．119番はじめ主

治医への連絡先等は，大きく掲示するなりして練習・訓練を重ねておくと安全な対処が可能です．

　災害時については厚生労働省等でマニュアルがあり，法制化されていますので，ここでは身近な事柄について触れておきます．災害時で一番気になるのがブラックアウト（停電）です．停電時に備え，アンビュー®バッグや手動吸引器等，手動で対応できる機材を揃えておく必要があります．さらに，呼吸器等の電源確保は必須なので，車両のシガーソケットからとれる「インバータ」，または別途「発電機」を準備します．市区町村にも非常災害用の発電機はありますが，これは通信機器専用となるために使用できません．発電機はガソリン発電機が主流ですが，おすすめは阪神・淡路大震災等で熱源等に役立ったLPGを使用するガス発電機です（図8）．ただし，都市ガスでは使えないので，事前に事業所のガスをご確認ください．

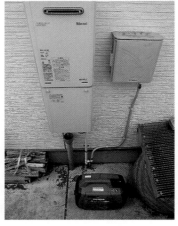

図8 LPGのガス発電機

（山下信一）

医療的ケアの
実際を知ろう

1 健康観察のポイント

ここは
おさえる!

- 医療的ケア児は個別性が高く，その子の特性をよく理解しておく必要があります．また保護者にあらかじめ注意すべき点を聞いておくとよいでしょう．
- 呼吸器系の医療的ケアを行っている子のポイント：呼吸数，呼吸様式（陥没呼吸など），痰の量・色，SpO_2（いわゆるサチュレーション）
- 消化器系の医療的ケアを行っている子のポイント：栄養注入前の胃の残留量（いわゆる胃残），性状

全体的な観察ポイント

　医療的ケア児であっても，ほかの子どもと同様の健康観察ポイントはあります．全身状態として顔色，体温，食欲があげられます．もちろん機嫌のよさもポイントとなります．ただし，慣れるまではその子の機嫌のよさを判断するのがむずかしいこともあります．呼吸については，速くないか，陥没呼吸（息を吸ったときに肋間や鎖骨の上がへこむ状態）がないか，喘鳴（息をするときにゼーゼーする状態）がないか，などがポイントになります．

　その一方，医療的ケア児は個別性が高いので，その子の特性をよく理解しておく必要があります．特に重複した医療的ケアが必要な子どもについては，このことがあてはまります．保護者にあらかじめ注意すべき点を聞いておくとよいでしょう．

　次項以降，子どもが行っている医療的ケア別に観察ポイントについて説明します．

呼吸器系の医療的ケアを行っている子どもの観察ポイント

呼吸に関しては，経鼻チューブによる酸素投与，気管切開，人工呼吸などがありますが，詳細は Chapter 3-2〜5 を参照してください．共通する点としては SpO_2 モニター（いわゆるサチュレーションモニター）を装着している点です．SpO_2 の値が，アラームが鳴らなくても普段より下がってきているのであれば要注意です．一般的には 90% 以下でアラームが鳴るように設定していることが多いと思いますが，90% 台前半になるようなときは注意が必要です．

気管切開をしている子の場合，吸引で引ける痰の量が増えていないか，痰の色が膿のように黄色くないかといったことが観察ポイントです．SpO_2 モニターの値は体の動きに大きく影響されるので，安静な状態で測る必要があります．機種によってはパルス（脈波）の波形がディスプレイに表示されるものもありますので（図1），その波形を確認し，乱れていない状態であれば問題ないでしょう．また，泣いているときなども値が変化しますので，解釈には注意が必要です．

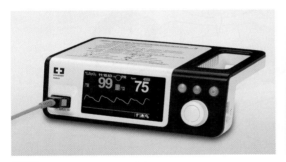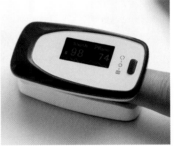

図1 SpO_2 モニターの例
パルスオキシメータ，サチュレーションモニター，酸素飽和度モニターともよばれます．
［写真提供：（左）コヴィディエンジャパン株式会社］

消化器系の医療的ケアを行っている子どもの観察ポイント

消化器系の医療的ケアを行っている子どもに関しては経管栄養が主ですが，経鼻胃管から投与している場合と，胃ろうから投与している場合があります．幼児では胃ろうからの投与は多くありません．そのほか，腸ろうからの投与，十二指腸への投与などもありますが，あまり多くないので，ここでは経鼻胃管および胃ろうによる胃への経管栄養について述べます．

観察のポイントとしては，栄養剤やミキサー食投与前の胃内の残渣（いわゆる胃残）の量，性状があります．栄養剤などは，本来その子が消化できると考えられている量が設定されているので，胃残があるということは体調不良を意味すると考えられます．ただし，あまり多くない量の胃残はよくみられますので，保護者にどの程度の量であれば許容範囲なのか確認しておくとよいでしょう．

けいれん時の対処

　健康観察とは異なりますが，医療的ケア児はほかの子どもよりもけいれんを起こす可能性が高い場合もあります．抗けいれん薬を内服している場合もありますが，それでもけいれんを起こすことがあります．短時間であれば何も処置をしない場合もありますので，保護者に方針を聞いておくとよいでしょう．

　もしけいれんが起こったら，慌てずよく観察してください．けいれんの性状を記録するために，スマートフォンなどで動画を撮るのもよいでしょう．やるべきこととして，けいれんしている途中に嘔吐することがあるので，それを喉に詰まらせて呼吸困難になったり，誤嚥したりするのを防ぐために，顔は横向きにしてください（図2）.

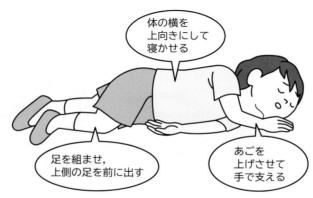

体の横を
上向きにして
寝かせる

足を組ませ，
上側の足を前に出す

あごを
上げさせて
手で支える

図2　嘔吐した場合には顔を横向きにする

観察のポイント

・体全体のけいれんか，体の一部のけいれんか，左右差はないか
・ガクガクするけいれん（間代性）か，体が固まるけいれん（強直性）か
・持続時間はどの程度か
・目の向きはどうか（上転していることが多い）

集団生活のポイント～お散歩～

　医療的ケア児の場合，周囲児に比べ体力が少ない子どももいます．保育所ではお散歩に行くこともありますが，その際には，ベビーカーや抱っこひもをもっていきます．障がいのある子どもに保育をあわせるだけでなく，みんなと一緒に活動できるように工夫しています．

（黒岩　舞）

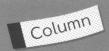

集団生活のポイント
～ほかの子どもと体力の差がある医療的ケア児への配慮～

　動く医療的ケア児の場合，走り回ることはできますが，同年齢の子どもに比べると体力がなく，疲れやすい子も多いです．そのため，大人が自宅でごろっと横たわってテレビをみるように，保育室にもソファや押し入れの下のような狭い空間を設けています．私たちの保育園では，長時間保育児への配慮も含め，いつでも休憩できるようにすることで，同じ年齢の子ども達と一緒に生活しながら，自分のペースを維持できるように配慮しています．

（黒岩　舞）

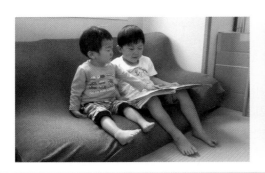 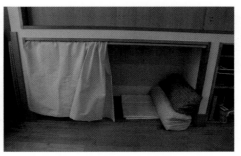

参考文献
・長野県立こども病院：在宅医療ケアマニュアル．2022
（https://nagano-child.jp/overview/public_relations　参照 2023/7/14）

（森脇浩一）

2 口腔内・鼻腔内の吸引

● ● ●

ここは
おさえる!

- 嚥下機能が弱っているような医療的ケア児にとっては，重要な手技です．
- カテーテルとポンプを使って，口，鼻，のどに溜まった貯留物や分泌物を吸引します．
- 粘膜を傷つけないよう注意が必要です．

口腔内・鼻腔内の吸引とは？

　医療的ケア児のなかには嚥下（えんげ）機能が弱っていたり，咳で誤嚥（ごえん）を防ぐ機能が不十分な子がおり，口（こう）腔・鼻腔（くう・びくう）吸引は重要な手技となります．吸引するのは口，鼻，のどに溜まった貯留物や分泌物です．吸引ポンプ（吸引器）と吸引カテーテル（吸引用のチューブともよびます，図1）を使って行います．

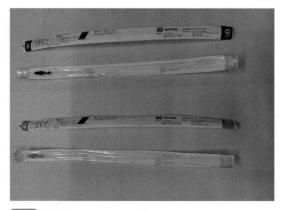

図1 吸引カテーテルの例

必要なもの（図2）

動画

- 吸引カテーテル：その子ども用のものを保護者から受け取っておく❶
- カテーテルを保管するコップなど（定期的に水は交換する）
- 吸引ポンプ（吸引器）（電動式，停電時に備えて手動式があるとよい）
- 通水用の水
- アルコール綿
- 手袋，エプロン

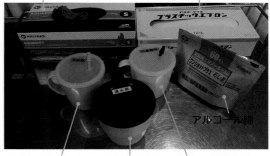

使い捨て（ディスポーザブル）手袋　　使い捨て（ディスポーザブル）エプロン

アルコール綿

気管用のカテーテルを保管する容器　　通水用の水を入れた容器　　口腔・鼻腔用のカテーテルを保管する容器

図2 口腔内・鼻腔内の吸引に必要なもの（一部）

ケアの方法を知ろう

動画

①吸引の前に，カテーテルに水道水を流す

②カテーテルを口や鼻に入れて吸引を行う．なお，口から鼻のように吸引部位を変更する際には，カテーテルをアルコール綿で拭く

!注意! ・嘔吐（おうと）を誘発するので，カテーテルをあまり奥まで入れない（図3）

・カテーテルを進めるときには，カテーテルを折って（図4）圧がかからないようにする（15〜20 kPa 程度に調節）

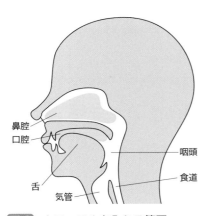

鼻腔
口腔
舌
気管
咽頭
食道

図3 カテーテルを入れる範囲

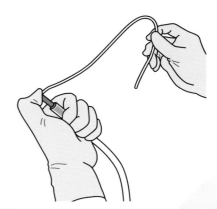

図4 圧がかからないようにカテーテルを折る

もっと知りたい！

❶吸引カテーテル：いろいろなメーカーのものがありますが，ポイントは Fr（フレンチ）で表示される太さ（外径）です．1Fr=1/3 で，10Fr のカテーテルの外径は 3 mm となります．一般的には，口の吸引のほうがカテーテルのサイズはやや大きめになります．

・圧を上げすぎないようにする（25 kPa を超えないようにする）

観察のポイント ・吸引物の量や性状が普段と違っていないか？

・出血はないか？

③吸引が終わったら，カテーテルに水道水を流す

なお，この手技は喀痰吸引等研修第3号研修の対象となっています．

安全対策

圧を高くしすぎないこと，陰圧をかけたままカテーテルを進めないこと，あまり奥まで挿入しないことがポイントです．

うまくいかなかったときどうする？
保護者・関係者へ伝えるポイント

比較的トラブルが起きにくい手技ですが，吸引物の性状に変化があったとき，出血があったときなどには保護者に伝えましょう．

参考文献

・日本訪問看護財団：学校における医療的ケア実施対応マニュアル（看護師用）．pp61-71，2020
（https://www.jvnf.or.jp/home/wp-content/uploads/2020/07/caremanual1-1.pdf　参照 2023/7/14）
・厚生労働省：喀痰吸引等研修テキスト（第三号研修）．
（https://www.mhlw.go.jp/seisakunitsuite/bunya/hukushi_kaigo/shougaishahukushi/kaigosyokuin/text.html　参照 2023/7/14）
・厚生労働省：喀痰吸引等研修テキスト（第三号研修）（3）喀痰の吸引．
（https://www.mhlw.go.jp/seisakunitsuite/bunya/hukushi_kaigo/shougaishahukushi/kaigosyokuin/dl/manual_04.pdf　参照 2023/7/14）
【高齢者のケアの解説ですが，乳幼児も原理的に同じなので参考になります】

（森脇浩一）

3 気管カニューレ内の吸引

ここはおさえる！

- 気管切開をしている子どもに行う吸引です.
- 人工呼吸をしている子では手早く行い，人工呼吸器から外れている時間が長くならないように注意しましょう.
- 気道粘膜を傷つけないよう注意が必要です.

気管切開と気管カニューレ

　長期に人工呼吸が必要になったり，のどなどに問題がある子どもは，首の前方に手術で穴を開けて，気管と外部をつなげます．これが気管切開です．ここに空気の通り道を確保するために入れるのが気管カニューレ（気管切開カニューレ，気管切開チューブとも言います）で，図1のようにいろいろなものがあります．長さ，曲がり具合，材質，カフの有無（カニューレの周囲についている空気で膨らませる部分，唾液などが気管内に落ちていくのを防ぐ）がそれぞれ異なっており，その子に合ったものを主治医が選んでいます.

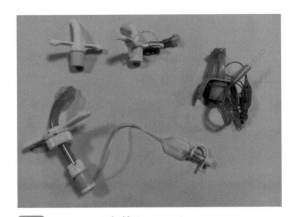

図1 いろいろな気管カニューレ

気管カニューレ内の吸引とは？

　原理的には口腔，鼻腔吸引と同じですが，専門用語でいう下気道（声帯以下の呼吸器官，気管・気管支・肺）からの吸引となります（図2）．時間を決めて行うものと，痰が増えたときに行うものがあります．口腔，鼻腔吸引に比べ，吸引するときの清潔操作❶に注意が必要になります．ただし，在宅の医療的ケア児では医療機関入院中に比べて厳密でなくなっていることもみられます．

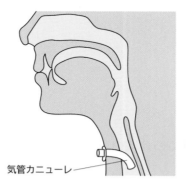
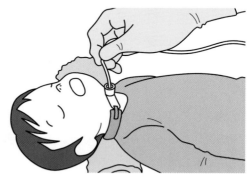

気管カニューレ

図2　気管カニューレを入れる位置と吸引のようす

必要なもの（Chapter 3-2 図2参照）[→p.77]

・吸引カテーテル：その子用のものを家族から受け取っておく
・カテーテルを保管するコップなど（定期的に水は交換する）
以上は鼻腔・口腔吸引用のカテーテルとは別にする
・アルコール綿
・吸引ポンプ（吸引器）（電動式，停電時に備えて手動式もあるとよい）

Column　集団生活のポイント〜気切とスタイ〜

　気管切開をしている医療的ケア児の場合，カテーテルの部分を覆うようにスタイを付けている子どもが多いと思います．しかし，もしカテーテルが抜けていても見えないため，ときどき目視で確認するようにしています．

（黒岩　舞）

もっと知りたい！

❶清潔操作：医療機関での清潔操作とは消毒した状態を保ちながら処置をすることですが，保育施設・学校を含め在宅で吸引などを行う場合は医療機関ほどの厳密さは要求されません．ただし，処置前後の手洗い，アルコール綿による消毒，手袋の装着などは行う必要があります．

・通水用の水

・手袋，エプロン

ケアの方法を知ろう
動画 〈参考動画〉カニューレの交換

①吸引の前に，吸引カテーテルに精製水（あるいは水道水）を流す．その後，カテーテルをアルコール綿で拭く．

②吸引カテーテルを，気管カニューレに入れて吸引を行う

!注意! ・気道粘膜を傷つける恐れがあるので，吸引カテーテルをあまり奥まで入れない

・吸引カテーテルを挿入する長さが決まっている場合は，あらかじめ確認する

（目盛つきの吸引カテーテル使用の場合は、数値を確認）

・カテーテルを進めるときには，カテーテルを折って圧がかからないようにする

（15〜20 kPa 程度に調節）

・圧を上げすぎないようにする（25 kPa を超えないようにする）

観察のポイント ・吸引物の量や性状が普段と違っていないか？

・出血はないか？

③吸引が終わったら，吸引カテーテルに精製水（あるいは水道水）を流す

安全対策

　気管用の吸引カテーテルは，鼻腔・口腔吸引用とは別にして，清潔操作に気をつけましょう．

　カテーテルを挿入する長さに注意して行いましょう．

　人工呼吸を行っている子どもでは，人工呼吸器を外している時間を最小限にするように注意しましょう．操作時に自分も息を止めて，苦しくならないか確認する方法もあります．

うまくいかなかったときどうする？ 保護者・関係者へ伝えるポイント

　吸引物の性状に変化があったとき，出血があったときなどには保護者に伝えましょう．

参考文献

・国立成育医療センター：子どもの気管切開なび　気管切開の手術の前に知っておきたいこと．

（https://www.ncchd.go.jp/hospital/about/section/geka/navi/cat1a.html　参照 2023/7/14）

（森脇浩一）

4 エアウェイ

❋ ❋ ❋

ここはおさえる！

● 気道確保のための器具ですが，あまり使用されてはいません．

● 保育施設などで入れ替えを行うことはほとんどないと思いますが，どのようなものか理解しておきましょう．

エアウェイとは？

エアウェイは筋力低下や過緊張で舌根沈下が起こり，気道閉塞が起こりやすい子どもの舌根沈下予防・気道確保に用います．ほかに，経口ラリンジアルマスクなどがありますが，在宅の医療的ケア児が使用しているのは経口エアウェイ（図1）と経鼻エアウェイ（図2）の2つです．

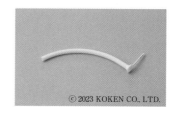

ⓒ 2023 KOKEN CO., LTD.

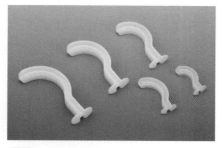

図1 経口エアウェイ
〔写真提供：株式会社ブルークロス・エマージェンシー〕

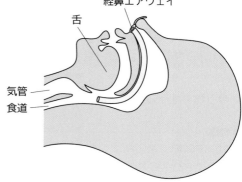

舌　経鼻エアウェイ
気管
食道

図2 経鼻エアウェイと装着の例
〔写真提供：株式会社高研〕

ケアの方法を知ろう

　一般的にはエアウェイ，特に意識がない患者に使用する経口エアウェイを使用している医療的ケア児に対応することはあまりないと思いますので，手技については割愛します．

安全対策

　テープで固定してあることが多いので，唾液などで剥がれかけたときには早めに貼り替えましょう．そのときに，エアウェイの固定をしっかりしましょう．エアウェイを手で持ったとき，使っていない指などを子どもの顔に当てておくと，子どもが突然顔を動かしても抜けにくくなりますので，覚えておきましょう．

うまくいかなかったときどうする？　保護者・関係者へ伝えるポイント

　人工呼吸器のように，外れたときにすぐ重篤な呼吸困難になることは少ないと思われますが，そのような場合の対応法についてあらかじめ保護者と相談しておきましょう．

参考文献
・クイック：看護 roo!　エアウェイの種類と使用方法は？
　（https://www.kango-roo.com/learning/4115/　参照 2023/7/14）

（森脇浩一）

5 ネブライザー

ここはおさえる!

- 気管支拡張薬,ステロイド薬,抗アレルギー薬,去痰薬などを蒸気にしたものを子どもに吸わせます.
- 薬によって投与時間が決まっていますので,間違えないように注意しましょう.
- 喘鳴が強くなったときに追加で行う場合があることを理解しましょう.

ネブライザーとは?

　ネブライザー（）は,薬液を蒸気にして吸入するための機器です.医療的ケア児でなくても,ぜんそくなどで医療機関から貸し出される場合があり,比較的なじみのある処置と思われます.その一方,人工呼吸器をつけている医療的ケア児では,回路にネブライザーを組み込んで吸入することがあります.

　目的としてはおもに痰を切りやすくする去痰ですが,ぜんそくを合併している子どもには気管支拡張薬,ステロイド薬,抗アレルギー薬を使用する場合があります.

必要なもの

・ネブライザー：ジェット式（コンプレッサー式）,超音波式,メッシュ式（図2）

・吸入薬

　　去痰薬：ブロムヘキシン（商品名　ビソルボン®）
　　気管支拡張薬：プロカテロール（商品名　メプチン®）
　　ステロイド薬：ブデソニド（商品名　パルミコート®）
　　抗アレルギー薬：クロモグリク酸ナトリウム
　　　　　　（商品名　インタール®）

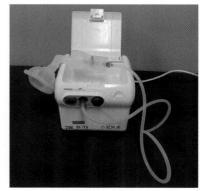

図1　ネブライザー

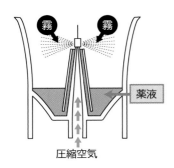
ジェット式
圧縮空気で薬液を霧状にするタイプ．

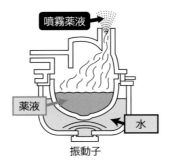
超音波式
超音波振動子の振動を利用して，薬液を霧状にするタイプ．

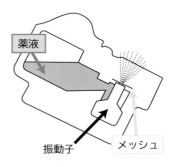
メッシュ式
振動などによって薬液をメッシュの穴から押し出して，霧状にするタイプ．

図2 ネブライザーのおもな種類

ネブライザーは，形式と電源の形態から分けると3種類あります．
〔環境再生保全機構：ネブライザーについて．（https://www.erca.go.jp/yobou/zensoku/basic/adult/control/inhalers/feature03.html　参照 2023/7/14）〕

ケアの方法を知ろう

①ネブライザーに指示された薬液を入れ，スイッチを入れる．
②蒸気が出なくなったら（一般的には10分程度）終了し，スイッチを切る．

安全対策

　保育施設などで使用する場合は，あらかじめ問題のない薬剤が選択されていますので，トラブルが起こることは比較的少ないと思います．

うまくいかなかったときどうする？
保護者・関係者へ伝えるポイント

　吸入のやりはじめは少しむせる場合もありますが，顔色が悪くなったりしなければ，そのまま続けてもよいでしょう．

（森脇浩一）

6 胃ろう・腸ろうによる経管栄養

ここはおさえる!

- いろいろな理由で経口摂取ができない子どもに行う医療的ケアです.
- 決められた栄養剤などを,指示された時間に注入します.
- 残渣の量の確認のほか,ろう孔部の観察も重要です.

胃ろう・腸ろうによる経管栄養とは?

　子どもの場合,長期の経管栄養でも経鼻胃管を用いることがありますが,胃食道逆流がみられて嘔吐が増えた場合などは,噴門形成術❶を行って胃ろう (図1) を作ることがあります.成人では胃の摘出をした人などに腸ろうを作りますが,子どもではあまり多くありません.

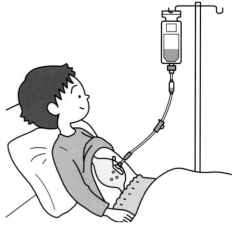

図1　胃ろうによる経管栄養

もっと知りたい!

❶噴門形成術:食道と胃の境目を噴門といい,胃の内容物が食道に逆流しないようにする働きがあります.医療的ケア児のなかにはさまざまな理由でこの働きが不十分な子どもがいて,逆流防止の働きを補強する手術が噴門形成術です.

適応となる疾患・状態（保育施設や学校の場合）

・経鼻経管栄養の適応疾患・状態のうち，長期の経管栄養を必要とする子ども
・特に胃食道逆流がみられて嘔吐が増えた場合など（胃ろうの種類は図2参照．子どもではバルーン型図3が大部分）

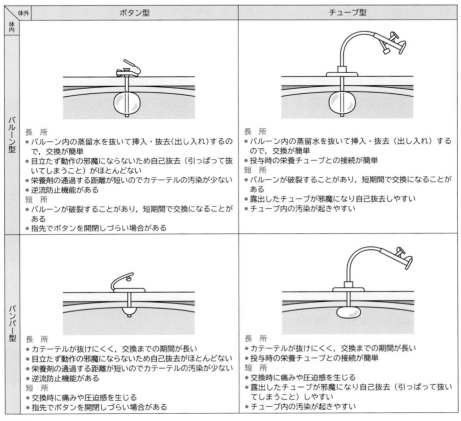

体外 体内	ボタン型	チューブ型
バルーン型	**長所** ● バルーン内の蒸留水を抜いて挿入・抜去（出し入れ）するので，交換が簡単 ● 目立たず動作の邪魔にならないため自己抜去（引っぱって抜いてしまうこと）がほとんどない ● 栄養剤の通過する距離が短いのでカテーテルの汚染が少ない ● 逆流防止機能がある **短所** ● バルーンが破裂することがあり，短期間で交換になることがある ● 指先でボタンを開閉しづらい場合がある	**長所** ● バルーン内の蒸留水を抜いて挿入・抜去（出し入れ）するので，交換が簡単 ● 投与時の栄養チューブとの接続が簡単 **短所** ● バルーンが破裂することがあり，短期間で交換になることがある ● 露出したチューブが邪魔になり自己抜去しやすい ● チューブ内の汚染が起きやすい
バンパー型	**長所** ● カテーテルが抜けにくく，交換までの期間が長い ● 目立たず動作の邪魔にならないため自己抜去がほとんどない ● 栄養剤の通過する距離が短いのでカテーテルの汚染が少ない ● 逆流防止機能がある **短所** ● 交換時に痛みや圧迫感を生じる ● 指先でボタンを開閉しづらい場合がある	**長所** ● カテーテルが抜けにくく，交換までの期間が長い ● 投与時の栄養チューブとの接続が簡単 **短所** ● 交換時に痛みや圧迫感を生じる ● 露出したチューブが邪魔になり自己抜去（引っぱって抜いてしまうこと）しやすい ● チューブ内の汚染が起きやすい

図2　胃ろうカテーテルの種類

〔NPO 法人 PDN：胃ろう手帳より作成〕

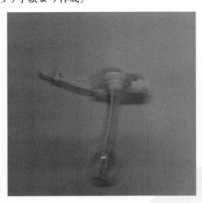

**図3　ボタン・バルーン型の胃ろう
カテーテル**

- 経管栄養セット（イルリガートルと胃ろうカテーテルをつなぐもの）
- 注入用の注射器，イルリガートル（栄養剤を入れるびんや袋などの容器）など
- 腸ろうの場合，持続注入ポンプ（保護者が持参するので園などで準備は不要）
- 胃ろう刺入部に当てているガーゼなどがあればその予備
- 栄養剤（ミキサー食の場合もあります）

胃ろうカテーテル
（ボタン・バルーン型）　チューブ

イルリガートル
（栄養ボトル）

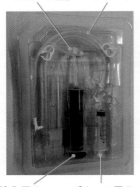

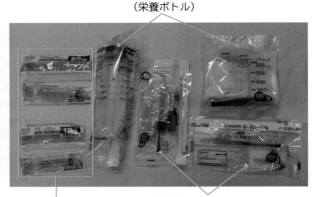

栄養剤注入用の
注射器

バルーン用の
蒸留水注入用
の注射器

栄養剤注入用の
注射器

経管栄養セット
（イルリガートルと胃ろう
カテーテルをつなぐもの）

図4　胃ろうによる経管栄養に必要なもの（一部）

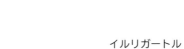

Column　集団生活のポイント〜カテーテルを保護する〜

　胃ろうや腸ろうなどは，からだの表面より先にカテーテルが出ていることが多いと思います．特に乳幼児期の子どもたちには元気に遊んで欲しいと思う反面，どのような動きをするのか予想がむずかしいです．私たちの保育園には，室内に大型固定遊具が設置してあり，網の間にカテーテルが引っかかる可能性があると思いました．また，音楽リズムなどの運動時に，勢いよくお友だちとぶつかるかもしれないので，そのようなときには，カテーテルを覆う位置に，腹巻をして抜管を予防しています．

（黒岩　舞）

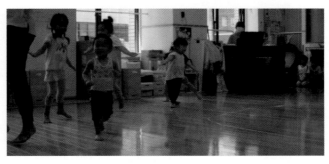

ケアの方法を知ろう 動画 [QRコード]

　以下は胃ろうの場合です．腸ろうは，持続的にポンプで注入しています．

① 全身状態を観察し，健康状態を把握する．ろう孔（胃ろうや腸ろうのために，お腹にあけている孔）周囲の状態を観察する

② 子どもの姿勢を整える

③ 介助者は手洗いをする

④ 注射器で吸引し，胃内容を確認する

⑤ 注入する栄養剤を準備する

⑥ 栄養剤をイルリガートルに入れ，チューブの接続部まで満たす

⑦ クレンメ（滴下スピードを調整するためについているローラー状のもの）を調節し，注入速度を決める

⑧ 注入中の観察をする

⑨ 終了後，接続部をはずして白湯を注入し，確実にふたをする

安全対策

　残量が多いときは差し引いて注入する場合や，さらに多いときは注入を中止する場合もありますので，事前に保護者と確認しておく必要があります．

　また，胃内容物の残渣の性状（血液が混じっていないかなど）の確認も重要です．

　胃ろうのカテーテルや腸ろうのカテーテルの抜去の可能性もあるので，挿入の長さなどの確認もしっかり行いましょう．

うまくいかなかったときどうする？ 保護者・関係者へ伝えるポイント

　胃ろうや腸ろうのカテーテルの位置がずれたときなどは注入を中止し，速やかに主治医に連絡しましょう．

　胃残の量が多い場合はその性状も含めて，保護者に伝えましょう．

参考文献
・NPO 法人 PDN：胃ろう（PEG）とは？
　(http://www.peg.or.jp/eiyou/peg/about.html　参照 2023/7/14)

（森脇浩一）

経鼻経管栄養

ここはおさえる!

- いろいろな理由で経口摂取ができない子どもに行う医療的ケアです.
- 指示された栄養剤などを, 指示された時間に注入します.
- 残渣の量が多い場合, 体調が悪い可能性があるので注意が必要です.

経鼻経管栄養とは?

　口から飲んだり食べたりすることがむずかしいときに, チューブを通して水分や栄養分をとることを, 経管栄養といいます (図1). 経管栄養にもいろいろありますが, 代表的なものは経鼻胃管❶と胃ろうです. 胃から食道への逆流が強い場合には, 直接腸から水分や栄養分をとるために, 経鼻胃管を腸まで入れることもあります. 一般的には短期の経腸栄養 (消化管を使って栄養や水分を摂ること) の場合は経鼻胃管, 長期の場合は胃ろう・腸ろうが選択されます.

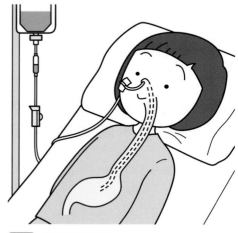

図1　経鼻経管栄養

もっと知りたい!

❶経鼻胃管:胃チューブ, 胃カテーテル, 経鼻チューブ, 経鼻カテーテル, マーゲンチューブ, マーゲンカテーテルなど, いろいろなよび方があります.

適応となる疾患・状態（保育施設や学校の場合）

a. 人工呼吸管理をしている場合

b. 中枢神経障害による誤嚥（ごえん）の危険性や逆流がある場合

c. 先天性・後天性の心疾患により疲労が強い場合

d. 上部消化管の通過障害や先天異常のある場合

e. 口腔内疾患

f. 顔面や頸部（けいぶ）の疾患（口唇口蓋裂（こうしんこうがいれつ）など）

g. 吸啜（きゅうてつ），咀嚼（そしゃく），嚥下（えんげ）機能が不十分な場合（開口障がいなど）

必要なもの（図2）

・経管栄養セット（イルリガートルと経鼻胃管をつなぐもの）

・注入用の注射器，イルリガートルなど

・チューブの固定用のテープ

・栄養剤（ミキサー食の場合もあります）

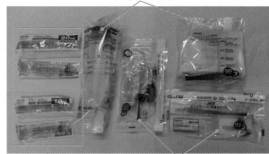

イルリガートル（栄養ボトル）

栄養剤注入用の注射器

経管栄養セット（イルリガートルと経鼻胃管をつなぐもの）

図2 経鼻経管栄養に必要なもの（一部）

ケアの方法を知ろう

　以下は注入時のみで，チューブの入れ替えは除きます。

① 全身状態を観察し，健康状態を把握する

② 子どもの姿勢を整える

③ 介助者は手洗いをする

④ チューブの固定の確認と，固定位置を確認する（図3）

⑤ チューブ先端が胃内にあることを確認する（空気の注入による音のみの確認の場合は不十分のこともあり，次の胃内容の確認も行う）

⑥ 注射器で吸引し，胃内容を確認する

⑦ 注入する栄養剤を準備する

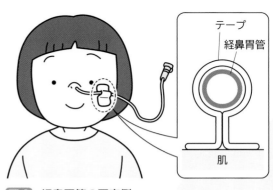

テープ
経鼻胃管
肌

図3 経鼻胃管の固定例

⑧ 栄養剤をイルリガートルに入れ，チューブの接続部まで満たす

⑨ 鼻からチューブをたどって確認し，経鼻胃管とイルリガートルからのチューブを接続する

⑩ クレンメを調節し注入速度を決める

⑪ 注入中の観察をする

⑫ 終了後，接続部をはずし，白湯を注入し，確実に経鼻胃管のふたをする

安全対策

　経鼻胃管の先端が胃の中にあることの確認が重要です．保育施設などに来ている子どもでは問題ないと思いますが，医療機関では入れ替えた後に気道に入っていたというトラブルが起こったことがあります．カテーテルを入れ替えたあとの確認は，医師や看護師，あるいは家族が行います．なお，年配者の場合，病院では経鼻胃管の入れ替え後の位置確認は必ず X 線検査で行うようにしています．

　固定用のテープが剥がれかけたときには，早めに貼り替えましょう．

　予定外に経鼻胃管が抜けてしまった場合は，医療者が入れ替えるようにしましょう．

　残量が多いときは差し引いて注入する場合や，さらに多いときは注入を中止することもありますので，事前に保護者と確認しておく必要があります．

　また，胃内容物の残渣（ざんさ）の性状（血液が混じっていないかなど）の確認も重要です．

うまくいかなかったときどうする？
保護者・関係者へ伝えるポイント

　経鼻胃管の位置がずれたときには医療者に再固定などをしてもらい，先端の位置を確認してから再注入しましょう．

参考文献

・日本小児在宅医療支援研究会：経管栄養法について．
　(https://www.happy-at-home.org/6_1.html　参照 2023/7/14)

・エス・エム・エス：ナース専科　【連載】小児科で必要な看護技術を学ぼう！　第6回　小児の経管栄養．
　(https://knowledge.nurse-senka.jp/500319　参照 2023/7/14)

（森脇浩一）

8 導尿

- 頻度は多くありませんが，むずかしい手技です．
- その目的などをよく理解しましょう．

導尿とは？

　医療的ケア児のなかには，自力で排便や排尿ができない子どもがいます（膀胱直腸障がい）．膀胱にいつまでも尿が貯留していると尿路感染症を起こしやすいため，1日何回かカテーテルを尿道から挿入して排尿することがあります．この処置を間欠的導尿といいます．一般的には，幼児期までは保護者が施行し，学童期頃から自分で行うように指導します．

　医療的ケア児以外でも医療現場で導尿をすることはありますが，特に女児の場合，尿道口がわかりにくく，行うときに困難を伴う場合があります．男児の場合も，尿道の屈曲によりカテーテルを押し込みにくいために先端が膀胱に届かず，うまくいかないこともあります．

必要なもの

・導尿用カテーテル（図1）
・潤滑剤：これがないと挿入しにくく，痛みが
　強くなります
・必要に応じてオムツやビニール袋

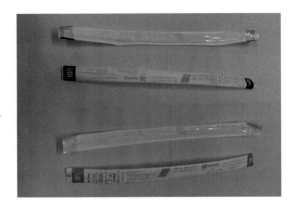

図1　導尿用カテーテル

ケアの方法を知ろう

① 必要物品を準備する

② 手洗いをする

③ 着ているものを脱がせ，きれいなオムツを下に敷く

④ 導尿用カテーテルの袋を開け，先端に潤滑剤をつける（清潔操作で行う）

男児の場合

⑤-1　亀頭包皮部をきれいにする

⑤-2　利き手の反対側の手で陰茎を持ち，包皮を軽く引っ張って亀頭部を出す

⑤-3　陰茎をしっかり持って，お腹に対して垂直に持ち上げる（図2）

⑤-4　利き手でカテーテルを持ち，尿道口からゆっくり挿入する

⑤-5　途中で抵抗を感じるところは尿道が曲がっているところなので，ゆっくり進める

⑤-6　カテーテルの出口は尿を受ける容器またはオムツにあてる

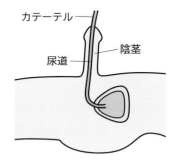

図2　男児の導尿のケアの方法

女児の場合

⑤'-1　外陰部をきれいにする

⑤'-2　利き手の反対側の手で小陰唇を開き，尿道口を確認する（尿道口がわかりにくいので注意する，図3）

⑤'-3　利き手でカテーテルを持ち，尿道口からゆっくり挿入する

⑤'-4　尿が出たらそこから3～4 cm進める

⑤'-5　カテーテルの出口は尿を受ける容器またはオムツにあてる

⑥ 尿の流出が止まったら，カテーテルを1～2 cmほどゆっくり出し入れしたり回したりして，残尿がないか確かめる

⑦ ゆっくりカテーテルを抜く

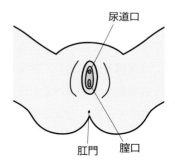

図3　女児の尿道口の位置

安全対策

　医療者以外が行うことはほとんどないと思いますが，尿道口をよく確認しないまま盲目的にやることは絶対しないでください．

うまくいかなかったときどうする？
保護者・関係者へ伝えるポイント

　特に異常がなくても，尿の性状，量などは保護者に伝えるようにしましょう．

参考文献
・長野県立こども病院：在宅医療ケアマニュアル　導尿.
　(https://nagano-child.jp/wordpress/wp-content/uploads/2016/08/3_3_homecare.2023.pdf　参照 2023/7/14)

（森脇浩一）

医療的ケアの実際を知ろう

9 人工肛門

● 成人ではみられることが増えていますが，子どもではまだあまり多くありません．

● 便の性状は健康状態を反映しますので，変化に注意しましょう．

● 人工肛門の周囲の発赤や腫脹に注意しましょう．

人工肛門とは？

　人工肛門は，手術でお腹の皮膚に作られた新たな便の出口です．特別な器具は使わず，腸を直接お腹の皮膚に出しており，そこに貼付した専用の袋のなかに便が溜まっていきます（図1）．定期的に専用の袋（パウチ）の交換が必要です．

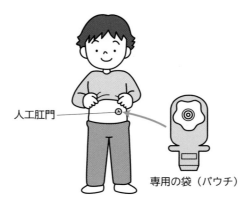

人工肛門

専用の袋（パウチ）

この図では左側腹部に人工肛門がありますが，
子どもの状態によっては右側腹部のこともあります．

図1　人工肛門と便を溜める専用袋の装着

適応となる疾患

1 鎖肛（さこう）

　生まれつき肛門が閉じている病気です．一時的に人工肛門を作った後，根治術（こんち）を行って本来の肛門の部位から排便できるようになると，人工肛門を閉じることもあります．

2 ヒルシュスプルング病

　腸の自律神経の異常で大腸が著しく拡張し，排便に困難を伴う病気です．すべての患者さんで人工肛門を作るわけではありません．

必要なもの

・人工肛門用の袋

ケアの方法を知ろう

　袋に便がたまったら交換します．

安全対策

　便の性状は健康状態を反映しますので，変化に注意しましょう．

　気管切開部や胃ろう部と同様に，人工肛門周囲の発赤や腫脹がないか注意しましょう．

うまくいかなかったときどうする？保護者・関係者へ伝えるポイント

　便の性状，人工肛門周囲の変化に気づいたら，保護者に伝えましょう．

（森脇浩一）

10 インスリン持続注入と血糖値測定

- 低血糖を疑う状態を確認しておきましょう．
- 低血糖時の処置（ブドウ糖の投与など）を確認しておきましょう．
- 起こる可能性のある機器のトラブルを確認しておきましょう．

インスリン持続注入，血糖値測定とは？

　子どもでも，成人とは異なるタイプの糖尿病があります．乳児にもないわけではありませんが，まれです．1型糖尿病といって，インスリン投与が必須になります．

　以前は血糖のコントロールがよくなるように，すぐ効くタイプや比較的長く効くタイプのインスリンを組みあわせて1日何回か注射していましたが，最近はインスリンを持続注入する機器としてインスリンポンプが導入され，子どもにも使われるようになりました．

　また，血糖値も以前は食前など決まった時間に指先から採血して測るのが一般的でしたが，最近は皮膚にセンサーを貼り付けて持続的に記録する機器が導入されています．

　ただ，子どもではきちんと装着できない場合もあり，注意が必要です．

必要なもの

・インスリンポンプ（図1）
・持続血糖測定用の機器（図2）

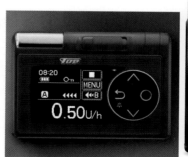
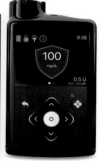

図1　日本で使用可能なおもなインスリンポンプ
〔写真提供：（左）株式会社トップ，（右）日本メドトロニック株式会社〕

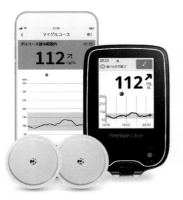
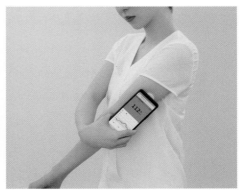

図2 持続血糖測定用の機器

〔写真提供：アボットジャパン〕

ケアの方法を知ろう

　保育施設などで着脱することは想定されていませんが，ポンプが外れている場合は保護者に連絡しましょう．血糖が低下するとアラームが鳴る機能をもっているものもありますが，低血糖を疑う状態（子どもが活気がなくなる，顔色が悪くなる）といった場合は血糖を別の機器でチェックし，必要に応じてブドウ糖を与えます．

安全対策

　正常に作動している機器の状態と起こりうるトラブルを，あらかじめ主治医や機器メーカーの担当者に教わっておきましょう．

うまくいかなかったときどうする？ 保護者・関係者へ伝えるポイント

　うまくいかなかったときの子どもの状態を，スマートフォンで写真や動画に撮っておくと後の受診で役立つのでよいでしょう．

（森脇浩一）

11 与薬

ここはおさえる!

- 定期的に投与する薬の場合，家での投与の仕方をよく家族に聞いておくとよいでしょう．
- 経管で投与する場合，特に処方内容が変わったときなどには，薬が管に詰まらないか注意しましょう．
- 投与直後に嘔吐（おうと）した場合は，再投与しましょう．

与薬とは？

　医療的ケア児では，ほかの子ども以上に薬の投与に注意が必要です．

　経管栄養の子どもでは，多種類の薬を投与されていることがあります．薬が管に詰まらないか注意しましょう．定期的に投与している薬については，あらかじめ保護者に家での投与法を確認しておくとよいでしょう．特に処方内容が変わったときや，かぜなどをひいて普段使わない薬が追加になったときには注意が必要です．

　このほか，薬の作用も覚えておくとよいでしょう．

【医療的ケア児がよく使う薬】

・抗けいれん薬：けいれんを抑える薬

・去痰薬：痰を切りやすくする薬

・筋弛緩薬：筋緊張を取る薬

・消化管運動機能改善薬：胃腸の動きを促す薬　など

必要なもの

・薬
・注入の子どもの場合，薬を溶かす薬杯，注入用の注射器
・経口の場合でも，スポイトを用いる場合があります

ケアの方法を知ろう

　特別な手技はありませんが，子どもがむせる場合がありますので，ゆっくり与える必要があります．粉薬はペースト状にして口内にぬりつける，スポイトを使って飲ませるなどの方法もあります．

　注入の場合，薬がしっかりと溶けているかを確認しましょう．

　経口で内服している子どものなかには嚥下の力が弱い子がいますので，ゆっくり少しずつ与える必要があります．

　内服直後（30分以内）に嘔吐があった場合は，必要な薬は再投与しましょう．どの薬が再投与が必要か，主治医に確認しておきましょう．

安全対策

　経口投与の場合，寝ている状態のまま与薬すると誤嚥しやすいので，座っている状態で与えるようにしましょう．

うまくいかなかったときどうする？　保護者・関係者への伝えるポイント

　投与直後に嘔吐があった場合，特に再投与した場合は保護者に必ず伝えましょう．医療機関からの処方日数が次の受診日までの日数よりも少ない場合，薬が不足することがあります．

参考文献
・てんかん情報センター：Q&A　抗てんかん薬を服用後，嘔吐してしまいましたがどうしたらいいでしょうか？
（https://shizuokamind.hosp.go.jp/epilepsy-info/question/faq14-3/　参照 2023/7/14）

（森脇浩一）

12 酸素投与

ここはおさえる！

- 酸素の供給源，酸素の投与法，ほかの呼吸器系の医療的ケアとの組み合わせを確認しましょう．
- 酸素飽和度が低下してきたときの対応法を確認しておきましょう．

酸素投与とは？

　酸素の供給源には，酸素ボンベ（図1）と酸素濃縮器（図2）があります．酸素ボンベの場合，呼吸同調装置がついて，酸素の消費量が少なくてもすむようなものもありますが，残量に注意が必要です．

　酸素の投与法としては経鼻カテーテル（カニューレともいいます，図3），人工鼻への投与，人工呼吸器への接続があります．それぞれ流量を調節することになります．酸素を投与している子どもは SpO_2（サチュレーション，酸素飽和度）を計測しています．この値（SpO_2 値）が一定以下に低下したら，流量を増加するような指示が出ています．

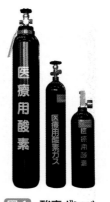

図1 酸素ボンベ
〔写真提供：大陽日酸株式会社〕

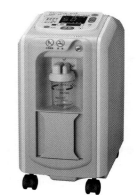

図2 酸素濃縮器
〔写真提供：大陽日酸メディカルサイト株式会社〕

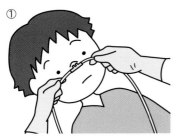
カテーテルの方向を確認し鼻孔に装着

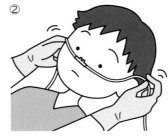
左右の耳にかける

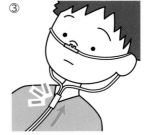
ストッパーを上げる

図3 カテーテルのつけ方

ケアの方法を知ろう

ボンベなどについている流量計で流量を確認しましょう（流量計の見方は，あらかじめ確認しておきましょう）．

また，子どもによって接続法が異なっていますので，いつもどおりの接続法になっているかを確認しましょう．接続法についてのイラストを，子どものいるところに常置しておくとよいでしょう．

安全対策

酸素ボンベは，40℃以下で保管するように決められています．高温環境（日中の締め切った車内など）に放置しないことが重要です．

酸素ボンベは，常に残量を意識しながら使用しなければなりません．

うまくいかなかったときどうする？ 保護者・関係者へ伝えるポイント

酸素を投与している子どもは，SpO_2 モニター（サチュレーションモニター）を常時装着しています．SpO_2 の値が低下している場合は，次のいずれかです．

① 酸素が何らかの原因で十分投与されていない

② 子どもの呼吸の状態が悪くなっている

①についてはボンベの残量が少なくなっていないか，酸素の流量が規定より少なくなっていないか，途中で管が抜けたり，折れたりしていないかを確認してください．これらに問題なければ②について，子どもがゼーゼーいっていないかなどをチェックしてください．

（森脇浩一）

13 人工呼吸器

[→p.20 図3]

ここは おさえる！

- 人工呼吸器をつけて在宅で生活を送っている医療的ケア児は増えています．
- 原則として医療者および家族が取り扱いますが，どのような原理か理解しましょう．
- 緊急時には人工呼吸器を外して，バッグで用手換気を行うことを覚えましょう．

人工呼吸器とは？

　在宅で使う人工呼吸器（図1）には，いろいろな機種があります．人工呼吸のモード（方式）には大きく分けて，従圧式と従量式があります．

　通常は横隔膜や胸の筋肉で肺を膨らませて息を吸いますが，人工呼吸を行っている医療的ケア児はこの力が弱いので，人工呼吸器が気道を通して空気を肺に送り込みます．人工呼吸を行っている子どもの多くは，気管切開を行っています（図2）．このとき，押し込む力（圧力）と押し込む時間（吸気時間）を設定しているのが従圧式，押し込む空気の量を設定しているのが従量式になります．子どもでは従量式で設定しても量が正確に入らないことが多く，従圧式の設定になっています．設定されるのは，以下の5つの数字です．

①最大吸気圧（peak inspiratory pressure：PIP）

②呼気終末（陽）圧（positive end-expiratory pressure：PEEP）

③吸気時間

④分時呼吸回数

⑤酸素流量

　なお，SpO_2（サチュレーション）が低下したときに用いる副設定がある場合もあります．

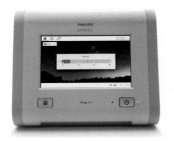

画面にいろいろな設定，その時点での呼
吸器の状態が表示されます．

図1　在宅用人工呼吸器の例

〔写真提供：株式会社フィリップス・ジャパン〕

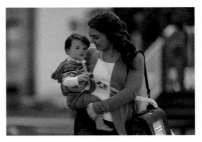

抱っこしている人が肩にかけているもの
が人工呼吸器．

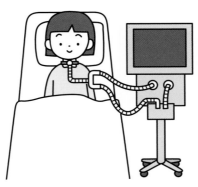

図2　人工呼吸器をつけた子ども

ケアの方法を知ろう

　原則として，医療者や家族以外が設定を変えることはありません．SpO_2 の値の低下時，酸素供給ができる場合は酸素を投与します．

　停電時はバッテリーで動くようになっています．ただし，時間に限りがあります．

安全対策

　以下の3点を意識しましょう．

・気管切開チューブが抜けかけていないか，途中の接続が外れていないか

・痰がつまっていないか

・人工呼吸器の作動の異常がないか

　以上については用手換気（手動で換気を行うこと）をすることで原因がわかったり，子どもの状

態が改善します．また，停電時にバッテリーがどの程度もつか把握しておきましょう．

うまくいかなかったときどうする？
保護者・関係者へ伝えるポイント

　人工呼吸器の患児が具合が悪くなったとき，特に顔色が悪くなるようなときは人工呼吸を外して，用手換気にします．流量膨張式バッグ（ジャクソンリースバッグ，図3）や自己膨張式バッグ（アンビュー®バッグ，図4）を用います．

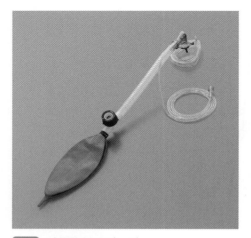

図3　流量膨張式バッグ
〔写真提供：株式会社アトムメディカル ヒューケア〕

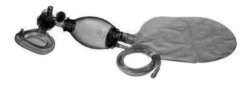

図4　自己膨張式バッグ
〔写真提供：ジーエムメディカル株式会社〕

参考文献
・American Heart Association（アメリカ心臓協会）：PALS インストラクターマニュアル AHA ガイドライン 2020 準拠. シナジー，2021

（森脇浩一）

14 中心静脈栄養

> **ここは
> おさえる!**

- 腸管からの栄養投与ができない子どもに行う特別な点滴です.
- 輸液の交換, 刺入部の消毒など厳密な清潔操作が必要です.
- 刺入部の発赤・腫脹がみられたら, すぐ医療者に伝えましょう.

中心静脈栄養とは？

いろいろな理由で経口摂取のみならず, 腸管から栄養を摂取することができない子どもに行う手技です. 心臓の近くの静脈までカテーテル（点滴の管）の先端を届かせ, そこから栄養度の高い輸液を点滴します. なお,「中心静脈」という名前の静脈の部位があるわけではありません.

一般的には, 首の静脈や鎖骨下静脈という肩の近くの静脈から管を入れ, 先端を心臓近くの上大静脈に置きます（図1）. こうすることによって, 末梢の静脈ではすぐ血管炎を起こしてしまうような高カロリーの輸液を点滴で投与することができます.

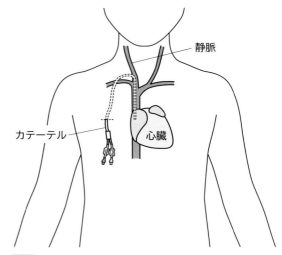

図1 中心静脈カテーテル（カテーテルがトンネルを通して皮膚の表面に出てくるタイプ）

このカテーテルは年単位の長期に留置することが想定されていますが，感染を起こすと抜去しなければならないため，刺入部は清潔に保つ必要があります．刺入部の覆い方は子どもによって異なりますが，周囲が発赤してきたら感染を起こしている可能性がありますので，早急に医療者に伝える必要があります．

　中心静脈にアクセスするカテーテルには，ポートとよばれる器具を皮下に埋め込みそこに針を刺すタイプと，カテーテルがトンネルを通して皮膚の表面に出てくるタイプがあります．前者はおもに抗悪性腫瘍薬の投与に使うことが多く，保育施設などで処置が必要になる可能性はほぼありません．ただし，小児がんの治療後日が立っていない子どもが，ポートが入っている状態で登園することは皆無ではないと思います．その場合，完全に皮下に埋め込まれているので処置は必要ありませんが，ポートが入っている部位を強くぶつけないようにする注意が必要です．部位としては，鎖骨のやや下あたりの前胸部になります．

ケアの方法を知ろう

保育施設などで何らかの操作をすることは，ほぼありません．
輸液の交換も，医療者（看護師か医師）が行うことになります．

安全対策

　刺入部の発赤・腫脹がみられたら，早急に医療者に伝える必要があります．万が一，カテーテルが破損した場合は，急いで主治医のいる病院に搬送する必要があります．

　破損していなくて閉塞した場合も，できるだけ早い対応が必要です．

　カテーテルを挟む器具（洗濯ばさみやダブルクリップなどでもよいです．ただし，あらかじめしっかり閉じられるか確認しておきましょう）を準備しておくと，応急処置ができる可能性があります．

参考文献
・長野県立こども病院：在宅医療ケアマニュアル　HPN とは.
　(https://nagano-child.jp/wordpress/wp-content/uploads/2016/08/4_2-1_homecare.2023.pdf　参照 2023/7/14)

（森脇浩一）

15 腹膜透析

- 腹膜透析（ふくまくとうせき）は医療的ケアのなかではあまり多くはありませんが，カテーテルの管理が重要です．
- カテーテルを入れている部分の圧迫や打撲がないように注意しましょう．

腹膜透析とは？

　血液の中の老廃物を尿に出す機能を担っているのが腎臓で，腎臓の機能が悪くなったときに行うのが透析です．透析には，血管に太い管を入れて血液を人工腎臓に送って老廃物を取り除く血液透析と，この項で説明する腹膜透析があります．小さな子どもは太い管を血管に入れるのがむずかしいため，腹膜透析が行われます．

　腹膜というのは，お腹のなかで腸などを覆っている膜です．腸や内臓に周りにある空間が腹膜腔で，腹膜がその空間と臓器を隔てているのです．この腹膜腔に透析液を注入すると，数時間で腹膜を介して余分な水分や老廃物が血管内の血液から透析液に移動します（）．透析液を入れて，貯留しては出すことを繰り返すことによって，余分な水分や老廃物を除くことができ，腎臓の働きを補います．

　この操作は夜間に行うのが一般的で，日中は自由な時間が増えます．毎日行う治療なので，血液透析に比べると体への負担が少なく，食事制限も厳しくありません．そのため，成長や発達への影響が少なくて済みます．また，血液透析のように医療機関に頻回に行く必要もありません．ただ，感染が起こると腹膜炎を起こす可能性があります．また，一生続けることはできず，5年くらいで腸のまわりの腹膜が硬くなって腸閉塞（ちょうへいそく）（腸の内容物が流れなくなること）を起こす危険性が出てきます．

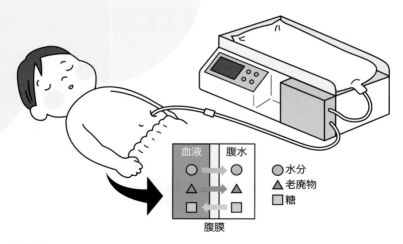

図1 腹膜透析の原理

〔国立成育医療研究センター：小児の腎不全・透析.（https://www.ncchd.go.jp/
hospital/sickness/children/001.html　参照 2023/7/28）より作成〕

ケアの方法を知ろう

　保育所や幼稚園で腹膜透析をすることはほぼありませんが，次項の安全対策に記載するカテーテル刺入部についての注意が必要になります.

安全対策

　透析カテーテルが腹部に入っているため，その部分を圧迫したりぶつけるような鉄棒，マット運動を避ける必要があります. また，球技でもドッジボール，サッカーなどは腹部にボールがあたってしまうことが懸念されるため，参加させるのはやめましょう. また，細菌が入るのを防ぐために，プールも避けたほうがよいでしょう.

うまくいかなかったときどうする？　保護者・関係者へ伝えるポイント

　刺入部が赤くなったりしている場合は，必ず保護者に伝えましょう. 強い腹痛を伴う嘔吐がみられた場合，腹膜炎の可能性がありますので，保護者への連絡や医療機関の受診を手配しましょう.

参考文献
・小児腎臓病学会：保育士さんや幼稚園の先生方，関係者の皆様へ　⑨慢性腎不全.
　（http://www.jspn.jp/kanja/files/20190905-09.pdf　参照 2023/7/28）〕

（森脇浩一）

16 体調変化時の対応

❋ ❋ ❋

ここはおさえる!

- 医療的ケア児以外の子どもと同様の対応,医療的ケア児独自の対応と分けて考えましょう.
- 特に呼吸関連の症状は,医療的ケア児独自のものがあります.
- 保護者を早くよんだほうがよいのか,よばなくてもよいのか,判断の基準をあらかじめ決めておくとよいでしょう.

発熱

ほかの子どもと同様,まず冷やしましょう(クーリング).子どもが嫌がる場合は無理にする必要はありませんが,周囲は涼しくし,薄着にさせましょう.ただし,言葉が喋れる子で寒さ(悪寒)を訴える場合は,この限りではありません.保護者より解熱薬を預かっており,体温によって使用の指示が出ている場合は積極的に使いましょう.このような子は,体温が高くなることで心臓に負担がかかるのを防ぐための指示のことがあります.

解熱薬は坐剤(肛門から入れる薬)か,散剤(粉薬)で処方されています.坐剤は子どもの名前がわかるようにして,冷蔵庫に保管しましょう.また,古いものは,保護者にも伝えたうえで処分しましょう.

発熱があっても,呼吸が速くない,顔色が悪くない,機嫌が悪くないなら,保護者をすぐによぶ必要はありません.逆に喘鳴がみられ,呼吸が速い,顔色が悪く機嫌が悪いときは,保護者に来てもらいましょう.

喘鳴，酸素飽和度の低下（医療的ケア児独自）

　まず，吸引を行いましょう．SpO$_2$（サチュレーション，酸素飽和度）の低下を伴うことも多いので，吸引を行っても低下が続く場合は，指示書の指示に従って酸素投与を開始したり，投与量を増やしたりすることが多いです．また，人工呼吸器を使用している子どもの場合，一時的に設定している条件を変更する場合もありますが，これは医療者が行うことになります．

　上記の対応をしても酸素飽和度の低下が続くときは，原則，保護者をよぶようにしましょう．

嘔吐

　強い腹痛を伴う嘔吐は，急を要する病気のことがあります．特に吐物が緑色調の場合は腸閉塞などの可能性も考えられるため，家族をよんで早めに医療機関を受診させましょう．顔色がよく，腹痛もなさそうな場合は，鎮吐薬で様子をみることもあります．

下痢

　便の性状（軟便か，泥状便か，水様便か，色はどんな色か，血液は混じっていないか），排便回数を記録しましょう．便の性状はスマートフォンなどで写真に撮っておくと，医療機関を受診する際に役に立つ場合があります．水様便が頻回に出るのでなければ，保護者が来るまで様子をみてもよいでしょう．子どもの下痢は大部分感染症なので，保育者はオムツなどを替えた後の手洗い，手指衛生はしっかり行うようにしましょう．これは，ほかの子どもでも同様です．

けいれん

　短時間であれば何も処置をしない場合もありますので，保護者に方針を聞いておくとよいでしょう．もしけいれんが起こったら，慌てずよく観察してください．スマートフォンなどで動画を撮るのもよいでしょう．

　やるべきこととして，けいれんしている途中に嘔吐することがあるので，それをのどに詰まらせて呼吸困難になったり，誤嚥したりするのを防ぐために，顔は横向きにしてください（Chapter3-1 図2）．一定時間以上止まらなかったら，シロップ剤を頬部の粘膜に投与したり，坐剤を使うような[→p.74]指示が出ている場合があります．その場合は指示に従い，あわせて保護者に連絡してください．

うまくいかなかったときどうする？ 保護者・関係者へ伝えるポイント

　保護者にすぐ来てもらわなかった場合でも，子どもの体調が悪そうだと感じたときはその内容を具体的に伝えましょう.

　連絡帳などを活用すると同時に，スマートフォンで写真や動画を撮っておくと情報共有に役に立ちます.

　この項目でのポイントを 表1 にまとめたので，参考にしてください.

表1　体調変化時の対応まとめ

症状	対応
発熱	・冷やす（クーリング）　周囲を涼しくする，薄着にさせる 　注：寒さを訴えた場合には行わない 医療的ケア児で注意すること ・解熱剤を預かっていて，体温によって使用の指示が出ている場合は積極的に使う 　注：薬は子どもの名前がわかるように保管する 　　　古いものは処分する
喘鳴，酸素飽和度の低下（医療的ケア児独自）	・吸引を行う ・SpO$_2$（サチュレーション，酸素飽和度）の低下が続く場合は，指示に従って酸素投与を開始したり，投与量を増やしたりする ・吸引をしても酸素飽和度の低下が続くときは，原則，保護者をよぶ 人工呼吸器を使用している場合 ・一時的に設定条件を変更する（医療者が実施）
嘔吐	・顔色がよく，腹痛もなさそうな場合は，鎮吐薬で様子をみる ・強い腹痛を伴う場合，特に吐物が緑色調の場合は，保護者をよび，早めに医療機関を受診させる
下痢	・便の性状（軟便・泥状便・水様便，色，血液は混じっていないか），排便回数を記録する 　注：便の性状は写真に撮っておくと，役に立つ場合がある ・オムツなどを替えた後の手洗い，手指衛生をしっかり行う
けいれん	・保護者に方針を聞いておくとよい ・慌てずに，よく観察する 　注：スマートフォンなどで動画を撮っておくとよい ・途中で嘔吐した場合，嘔吐物をのどに詰まらせないよう，顔は横向きにする 一定時間以上止まらない場合 ・シロップ剤を頬部の粘膜に投与する，坐剤を使う等の指示がある場合には，それに従う ・保護者に連絡をする

（森脇浩一）

17 経口摂取の介助

❀ ❀ ❀

ここは おさえる!

- 安全に経口摂取を進めるために，食物の形態が咀嚼や嚥下の機能にあっていること，望ましい姿勢がとれること，一口の量が適切であることが大切です．
- 介助のコツをつかんで，食べることを通して食べる機能の向上を目指しましょう．

経口摂取の介助のポイント

食べる機能の発達は，口腔（唇，舌，歯，頬など），咽喉頭（のど），頸部（首から肩），四肢，体幹の運動機能の発達および視聴覚や言語の発達と関連しながら進みます．その発達段階の概要はに示すとおりです．「おいしい！」と食べられるようになるためには，発達の段階に沿った支援が大切です．

それぞれの子どもの今の段階を判断し，まず，献立の形態が今の機能にあっているかを確認しましょう．たとえば，水分でむせる場合は，適度にとろみをつけます．また，使用するスプーンは，噛み込みや過敏がある場合にはシリコン製のものを使うとよいでしょう．

介助の方法

① まず，食事の際の姿勢を確認します．首のすわりの状況によって頭部を支えるかどうか，どの程度支えるかを決めます（Chapter 3-18）．
[→p.118]

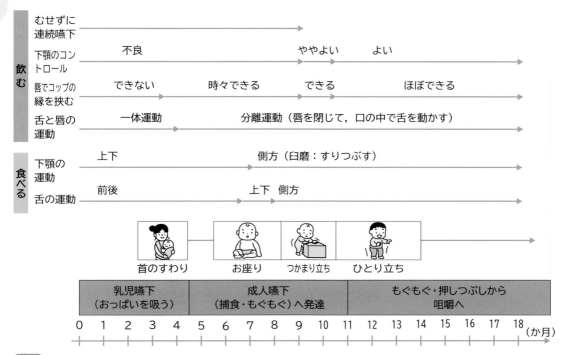

図1 食べる機能と身体機能の発達

飲む，食べる機能の発達を，順を追ってみましょう．

水分をむせずに連続して飲むことができるようになるためには，下あご，下あごのコントロールができるようになること，唇でコップのふちを挟むことができること，舌と唇が独立した運動ができるようになることが必要です．舌と唇が一体運動をしているのは，おっぱいを飲むときの運動です．それが，分離した運動，唇を閉じて舌を口の中で動かすことができるようになると，咀嚼運動ができるようになるようになります．

食べる機能は，下あごの運動が上下のみ，舌の運動が前後のみのおっぱいを飲んでいる時期から，舌と唇の分離運動や上下，側方への運動ができるようになると，もぐもぐと噛む動作につながり，咀嚼嚥下ができるようになっていきます．

〔金子芳洋（監修），尾本和彦（編集）：障害児者の摂食・嚥下・呼吸リハビリテーション．医歯薬出版，2005 より一部改変〕

② 次に，食物を認識できているかどうかを確認します．物の名前がある程度わかる子なら，調理する前の材料を見せる，同じものを絵本で見せるなどして，認識を高めるのも，食べることへの関心を高めるためによいことです．

　まだ食物の違いを認識できないようなら，「甘いね～」「すっぱいね～」と味を表現したり，「おいしいね～」と声をかけることも，食への関心を高めることにつながります．

③ 食物が認識できるようなら，名前や味，見た目のようすなどを言葉で伝えながら，食べることを楽しむように口へ運びます．目で見て，においを嗅いで予測した通りの物が口に入ってくると，安心して身体に取り込み，咀嚼や嚥下の運動につなげることができます．

　また，同時に楽しく言葉かけをすると，味や様子，食べ物の名前などを言葉として学習することもできます．

④ 口へ入れる介助の注意事項は, 図2 のとおりです. まず, 口に入るときに下唇にスプーンが触れます. 次に歯と舌の先端が食物に触れて食物を迎え入れ, 上唇が下りてきて下唇と合わさり, 口の中に取り込みます. この取り込みのタイミングで, ゆっくりとスプーンを抜きます.

　ここで上唇が下りてくるのを待たずに, 上顎や歯に食物をこすりつけるようにスプーンを抜いたり, スプーンを裏返して口の中に食物を落とし入れるようにしたりすると, 発達を促す働きかけにならないばかりでなく, 食物がのどに落ちてしまい, 窒息に至る危険があります. 食べることをとおして食べる機能を発達させるためには, 口の機能を使うことが大切です.

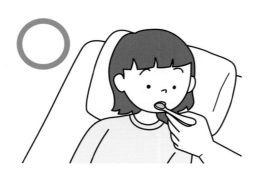
上唇が下りてきて下唇と合わさり,
口の中に取り込むのを待ってスプーンを抜く.

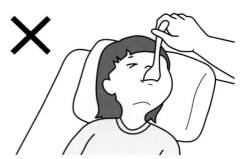
大きすぎるスプーンで上から入れる.
上顎や歯にこすりつけるようにしてスプーンを抜く.

図2 口へスプーンを入れる介助の注意点

安全対策

　経口摂取を進めるために, 安全性に留意しながら実際に食べ物を使って訓練をすることや, 日常的に食べる活動を行うことが大切です.

　肺炎を起こす徴候がなく, 安心できるかどうかの観察ポイントを 表1 に示します. 日常的によく観察しながら進めましょう.

　これらの留意点を意識していても, どうしても誤嚥性肺炎を完全に避けることはむずかしい現実があります. しかし, これらの留意点を意識し観察を続けて, 「いつもとちょっと違うかな?」という徴候に気づいて対応策を立てることが大切です. 徴候に気づいたら, 速やかにかかりつけ医や訪問看護師など専門家に相談しましょう.

表1 リスク管理の観察ポイント

1. 体調の確認: おもな疾患の状況, 感染症, 発熱, 嘔吐, 便秘, 脱水他の問題はないか
2. 呼吸状態は安定しているか
3. 痰がからんだゼロゼロした声になっていないか
4. 痰が増えたり, 汚い痰になっていないか
5. 口の中はきれいか
6. 体重が増えているか, 減っていないか

うまくいかなかったときどうする？

望ましい段階を踏んでいるつもりでも，うまくいかないことがあるかもしれません．うまく進まない原因，理由を考えてみます．

咀嚼，嚥下機能の見立て（評価）が適切にできているか

評価は指導している専門家が行いますが，原点に帰ってよく観察することで問題に気づけることもあるでしょう．たとえば，知覚過敏が除去できていると判断しているけれども，慎重に観察すると，上唇の中央にだけ残っていることに気づくなどがあります．

また，口を閉じて嚥下ができない場合に，鼻炎など鼻に問題があることがあります．その場合は，無理に口を閉じるように介助して食を進めようとしても，本人は苦しいので嫌がります．手順を踏んで，正しく評価することが大切です．

食物の形態の選定・調理が適切にできているか

たとえば，離乳初期にペースト状にしたつもりの献立のなかに粒粒とした小さな固形物やザラザラとした感触があると，小さなものでも受け入れられないことがあります．また，中期に入って粒粒があってももぐもぐできるようになりかけていても，その粒が硬いと処理しきれずに出してしまうことがあります．カブやダイコンなど，同じ野菜でも季節によっては筋が残るようになる場合もあるので，注意が必要です．

対象児の口腔の動きを模して，歯では噛まずに試食をしてみることなどが問題に気づけるきっかけになることがあります．

（清水充子）

18 ポジショニング

> ## ここはおさえる!

- 姿勢の特徴を知り，子ども・家族の生活にあわせたポジショニングを行えるようにしましょう．
- 得意な動きを伸ばし，苦手な動きをより楽にできるようなポジショニングを行いましょう．

ポジショニングとは？

ポジショニングとは，子どもが目的にあわせて動きやすいように，人の手やクッションなどを使用して姿勢を整え，動きの補助をすることです．運動面だけでなく，周りの子とのコミュニケーションによる精神的な発達を促すためにも，「position（身構え）」を効率よく「-ing（続ける）」することが大事になります．

なぜ動きやすい姿勢が大事なの？

子どもたちは常に自分の好奇心や興味に従って，探して，見つけて，動くことで，できることやできないこと，好きなことや嫌いなこと，楽しいことやつまらないことなどをその経験のなかで知ります．行動を繰り返すことによって運動発達が進み，精神の発達も同時に進んでいきます．

重度の運動障がいのある子どもや，それに加えて呼吸器や酸素などの医療機器を持ち歩かねばならない子どもは行動範囲が制限されてしまい，自由に探索することができない状態にあります．しかし，その子どもの状況にあわせて動きやすい姿勢を作ってあげることにより，自分の好奇心や興味を満たすことができる機会が増え，発達もより伸びやすくなります．

いろいろな姿勢の特徴を知ろう

運動に障がいのない子どもは，常に楽な姿勢や効率のよい姿勢を選択して生活をしています．しかし，重度の運動障がいを有したり，呼吸器や酸素療法などの機器を使用している子は，長時間同じ姿勢でいることも少なくないのが現状です．ポジショニングを知るうえで，普段何気なくとっている姿勢の特徴を知ることは，とても大事なことです．

おすわり（座位）

視線が高く，耳も正面を向くため，見たり聞いたりする経験を積む目的としては立つ姿勢と同様に，効率のよい姿勢です．ただし，自力でからだを起こすことがむずかしい子にとっては，頭が不安定で姿勢を保つのが大変です．そのような子の場合は，前や後ろにしっかり寄りかからせてあげたり，「座位保持装置」（図1）のようなしっかりとした支えの付いたいすを用意してあげることも大事です．

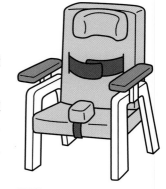

図1 座位保持装置（一例）

あお向け（背臥位）

左右対称で，とても安定した姿勢です．周りもよく見えますし，大人から見れば状態を確認しやすい姿勢でもあります．しかし，唾液の飲み込みが苦手な子にとっては窒息や誤嚥リスクの高い姿勢でもあり，お腹の力が弱い子にとってはお腹が苦しくなりやすい姿勢でもあります．

横向き（側臥位）

寝る姿勢としては，最も不安定で最も動きやすい姿勢です．左右（前後）不安定になるぶん，活動的な動きの発達を伸ばしやすい姿勢ともいえます．からだが前や後ろに倒れやすい子では，クッションやタオルなどを用いながら，安定した姿勢を作ってあげることも必要になります．

うつ伏せ（腹臥位）

お腹が安定して，リラックスしやすい姿勢です．唾液なども口から出しやすく，運動発達の過程では四つばいやはいはいにつながる，とても大事な姿勢でもあります．ですが，動きが少ない子の場合，硬い床などに長時間うつ伏せをすることは胸が圧迫され苦しくなることもありますし，口鼻や気管切開孔をふさいで呼吸ができなくなるなどのリスクがあります．それらに配慮ができれば，寝る姿勢のなかでは特に安楽な呼吸に適した姿勢になります．

運動発達をより伸ばすポジショニング

　運動が苦手な子にとって大事なのは，苦手な運動をサポートしながら，さまざまな運動の機会を増やしてあげることです．安心して動ける環境を整えてあげましょう．

　視線は合うのか，首は座っているのか，手は自由に動かせるのか，苦しそうな呼吸や表情はしていないか，楽で動きやすい姿勢を知ることで，食事や遊びのポジショニングも的確になります．

抱っことおすわり（座位）

　ポイントとしては，お尻がしっかり支えられていて，運動の発達度合いによって適度に上半身の自由度があることが大事になります．

❶ 抱っこ

　基本は横抱きを少し起こします．表情がよく見える姿勢です．お尻をしっかり包みます．背中を丸めないようにして，首は軽く支えます．両腕は前に，両ひざも楽にまとめます（図2）．

➡医療的ケア児への配慮

　呼吸器の回路は，上半身の動きに引かれないように前に固定します（図3）．酸素や経管栄養のチューブは，手で引っ張らないように首の後ろへ置くようにします．

❷ おすわり（床）－介助者はあぐら

　お尻を安定させるために介助者のあぐらの中心に子どもを座らせ，子どもの胸に軽く介助者の手を当て，安心して前後左右に自由に動ける状態を作ってあげるとよいでしょう（図4）．介助者のふともも（大腿）に寄りかかるように座ると，身体を捻ったり寝返りの動きも覚えやすくなります．

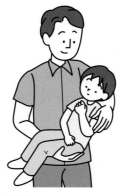

図2　抱っこの姿勢
頭・肩・お尻をしっかり支えます．

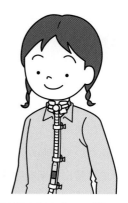

図3　呼吸器の管の留め方の一例
シャツに紐や小さな帽子用クリップなどを利用して留めます．

3 おすわり（椅子）

　あごを軽く引いて，背中から腰が反ったり曲がりすぎたりしていない（**図5**），足も自然に下ろした姿勢がよいでしょう．特に動きの少ない子の腕は重く，前に引かれると肩も一緒に引かれてしまい首が反ってしまう原因になるため，テーブルやクッションなどでしっかり支えましょう．唾液の飲み込みが苦手な子や首が反りやすい子は，テーブルやクッションを活用して前傾姿勢にしてあげることも大事です．

寝るとき

　寝ているときでも，頭や腕などの重さは常に運動に影響してきます．少しでも動きやすい，楽な姿勢を考えてあげましょう．

1 あお向け

　あごが上を向かないように，タオルや枕を使って首の後ろから支えます．さらに，肩～手を支えます．ひざが外に開きすぎないように，ひざ下からも支えます（**図6**）．

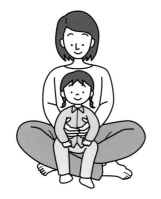

図4　おすわり－あぐら
子どものお尻が前にずれないように支えます．

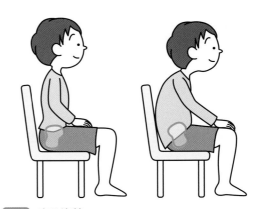

図5　座る姿勢
左：体幹がしっかり起きている状態．
右：骨盤が後ろへ倒れ，背が前へ曲がっている状態．

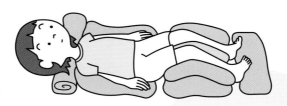

図6　あお向けのポジショニング
首・腕・ひざを適度に支えている姿勢．

2　横向き

　頭の反りかえり予防に枕を置きます．頭と背中がまっすぐになるようにします．下側の腕を圧迫しないように，前へ置きます．胸〜腰，下半身も前あるいは後ろでしっかり支えます（図7）．唾液を誤嚥しやすい子は，やや前傾姿勢にしてあげると口から唾液を出しやすくなります．

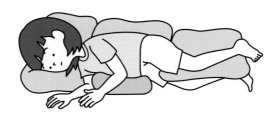

図7　横向きのポジショニング
頭・背中・胸・下肢をタオルやクッションで支持します．

3　うつ伏せ

　胸の下に置くクッションは，硬すぎないものを使用します．気管切開や胃ろうのある子は，接続管などの圧迫や位置にも注意します．足先が浮いてしまう場合は，その都度タオルやクッションで支えてあげましょう．

立ったり歩いたりするとき

1　立ちはじめの時期

　筋力が十分についていない時期は，立ったり座ったりする動作がとても大変で，失敗が続くと諦めてしまう子もいます．子どもの膝の高さよりも少し高めの椅子を使用することで，前へ体重をかけやすく，より立ちやすくなり，高さがあることにより「座れない怖さ」も軽減します．「安心して立つ／座る」ことを，たくさん経験できるようにしましょう．

2　移動が多くなってきたら

　呼吸器や酸素のチューブなどが，動く過程で外れたり絡まりやすくなったりしてしまいます．生活に必要な身体の一部でもありますので，動きを妨げない工夫が大事です（図8）．

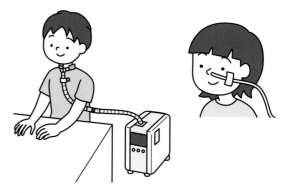

図8　回路・チューブの配慮
左：呼吸器回路は，動きの少ない部位を通します．
右：酸素や経管栄養の場合も同様です．

その他ポジショニングの注意点とよくある疑問

こもり熱と対処法

　適度に柔らかいマットに寝転がると，体にも負担がかかりにくく，安定した姿勢も作りやすくなります．しかし，体温が高くなりやすい子の場合は，全身がマットに触れているため接触面が広く，熱がこもりやすくなることもありますので，注意しましょう．こまめに姿勢を変えてあげるか，風通しをよくするなどの工夫が大事です．風通しのよいマットなども市販されているので，ぜひ活用していきましょう．

安定＝動きにくい？

　「そんなにしっかり支えたら，動きにくくなってかわいそうなのでは？」と疑問に思う方もいると思います．ここで間違えてはならないのは，ポジショニングは「動きにくい身体を支えて動きやすくする」ということで，身体を固定することではない，ということです．

　手を動かす，唾液を飲み込む，呼吸のために胸を動かす……など，人は目に見えなくても常に動き続けることが必要です．しかし，特に低緊張で動きの少ない子は，自身の身体の重さに引っ張られて，十分に動けなくなってしまっている状況にあります．クッションなどを用いてからだを補助し，子どもが楽に動けることを前提にポジショニングを行ってあげましょう．

（菅沼雄一）

医療的ケア児の
保育・教育の現場

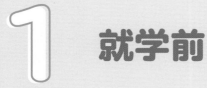

就学前

A 医療的ケアの支援と配慮

ここは おさえる！

● 医療的ケア児が実際に幼稚園・こども園・保育所などで過ごす場合，どんなことが必要か，実際にはどんな状況で育っていくのか，そのポイントについて，事例を交えて紹介します．

保健計画

医療的ケア児が幼稚園・こども園・保育所などの保育施設で過ごす場合，障がいをもった子どもたちに向けた「個別支援計画」を作成し，保護者の同意を得ながら保育を進めることとなります．そのなかで個人に寄り添った保健計画も必要に応じて作成していくと，より丁寧な支援につながります．保健計画は，看護師と保育士が子どもの状態を伝えあいながら，作成していくことが望まれます．

医療的ケア児の保健計画は，痰の吸引や胃ろう，導尿，在宅酸素についてなど，日々園内でケアしている医療行為に関する詳しい状況についてはもちろんのこと，子どもの成長にあわせた排せつのポイントや季節に合わせた注意事項なども，細かく載せていくことが必要です．

家庭でのようすも参考にして，保護者と体調管理についての共有事項など，お互いの理解を深めていくことがとても重要です．安心安全に過ごすことは最重要点ではありますが，そこに保護者の思いや都合なども十分考慮することを忘れないようにしたいものです．

特に入園当初はお互いの信頼関係を構築していく大事な時期なので，保護者が伝えたいことに耳を傾け，言葉だけでなく，本当の気持ちに寄り添って計画を進めることを念頭に置いて作成していくことを忘れないでおいてほしいと思います．

日常生活の支援

医療的ケア児が保育施設などで過ごす場合，多くの施設は医療体制が整っている環境とは異なり，保育室の中で，医療的ケアが不要な子どもたちとともに過ごすこととなります．医療的ケア児のみの構成で過ごす保育室を整えている園もありますが，これから受け入れを視野に入れている施設も含め，ほとんどの施設は通常の保育室の一角に医療的ケアに必要な機器や用具を設置し保育することで，受け入れは十分可能です．

登園時の受け入れ

医療的ケア児の登園時の受け入れには，当然のことながら丁寧なチェックが必要です．

前日，降園後～当日朝までの健康状態，睡眠時間，食事内容，排せつ状況，酸素濃度，けいれんの有無，けいれんがある場合は頻度や時間など，看護師を中心に丁寧に保護者と会話をして聞き取り，連絡帳などで数値の確認をします．医療的ケア児が，健康に，そして，日々豊かな経験を重ねられるよう，登園までのコンディションを参考に，その日の過ごし方を決めていくことが必要です．

しかし，気をつけなければいけないことは，医療的ケアが必要だからといって，過剰に慎重になりすぎないことです．昨晩，けいれん発作が多かった，痰の吸引が必要な子どもが今朝は痰が多くからんでいる，というようなこともあります．そういう場合にも，「少しゆっくり過ごしましょうね」という余裕がほしいものです．入園からまだ日が浅く，本来の状況が把握しづらいときは，とりわけ医療的ケア児も保護者も緊張していると思われるので，こちら側が笑顔で受け入れることを忘れないことは，医療的ケア児以外の子どもたちと同様です．

日が経ち，その子どもの身体や心の状況を理解し，信頼関係が築けるようになったなら，少しでも園生活を積極的に楽しめるよう導き，他児とのつながりを進めたいものです．腫れ物に触るような神経質な対応をすることによって，経験が狭められたり，医療的ケア児本人や保護者が疎外感をもたないような働きかけを心がけていくようにしましょう．

日中活動

できるだけ，他児と一緒に過ごすことを前提に保育することが望ましいと思います．保護者はそういう環境を望んで入園を希望していることを忘れずにいましょう．

室内における手先を使う遊びや創作活動，ごっこ遊びなどの活動だけでなく，子どもたち同士の話し合い（ミーティングあるいはサークルタイム）に参加して，医療的ケア児自身の意見や思いを反映したり，散歩，遠足，プールなど戸外活動にも十分参加し，共に楽しさを分かちあってほしいと思います．

　　重いてんかんをもち，胃ろうからの注入が必要な 5 歳の A ちゃん．その園の年長組は毎年，マイ茶碗を使っていました．年長組に進級し，クラスのサークルタイムで茶碗を購入するか，昨年度の年長児が使っていた物から選ぶか，自分で作成するか，話し合うことになりました．A ちゃんは言葉の表出はむずかしく，周りの働きかけをどの程度まで理解しているのか，相手側にも伝わりにくい状態でした．そんな A ちゃんに質問すると，目を輝かせて茶碗を購入することに意欲をみせたのです．ほかの購入を選択した子どもたちとお店に行き，いざ選ぶ段になると自分の意志を表し，周りの子どもたちが A ちゃんの気持ちに気づいて，お気に入りを手に入れることができました．A ちゃんはマイ茶碗に頬ずりして喜び，胃ろうで直接胃に食物を注入してはいますが，わずかに口から飲み込めるおかゆをその茶碗に入れて，毎日嬉しそうに使う姿がみられるようになりました．

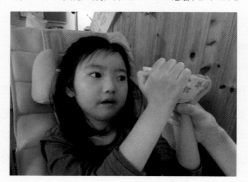

食事

　　経管栄養の子どもや，気管切開していてペースト食などの準備が必要な子どももいます．事前に，どのような形態で食事をしているか，看護師，栄養士，保育士，必要であれば，調理師や言語聴覚士とともに丁寧に保護者から聞き取り，自宅と同様の食形態にあわせた，無理のない園生活のスタートが望まれます．そして園に在園している期間，少しでも気になることや，変化を感じたら，保護者と情報を共有して，よりよい食環境の準備を進めましょう．自宅で使用している食具を借りて食事することも視野に入れてよいと思います．

　　言語聴覚士に食事場面をみてもらってアドバイスを受けたり，通院している歯科医と連携して食形態などの指示をもらうこともあります．専門職のアドバイスは，いろいろな角度から学ぶ機会でもあるので，積極的に受け入れていくと，よりよい支援につながります．

　　てんかんをもち，発作をくりかえしていた B ちゃん．保護者の要望で，食形態を変更し，固形物が多い内容に変えたところ，嚥下（えんげ）がむずかしくなり，食が進まなくなりました．保護者が食事のときに園に出向いて，B ちゃんの食事介助をしましたが，あまり変化はありませんでした．そこで，家で使用している食器や特殊な形のスプーンなど食具を持参してもらい，使用することにしました．慣れた食具は使いやすいこともあり，少しずつですが，食が進むようになりました．

排せつ

医療的ケアが必要でも周囲に尿意や便意を伝えることができ，トイレで排せつできる子どももいます．しかし，ほとんどの子どもはオムツを使用し，保育者がオムツ交換する状態にあります．年長児ともなると，体格も大きく，トイレの中に大きい子どもが使用するオムツ交換台を設置することがむずかしい施設もあると思います．その場合は，室内でその子が過ごしているマットやベットのうえで交換することにもなります．そういう場合も移動可能で簡易的な衝立を用意し，ほかから見えないように配慮することが必要です．

以前に，医療的ケアは不要でしたが，脳性まひのため排せつ介助は必要な子どもが，トイレに座るときやオムツ交換時に保育者に「見ないで」と言っていたことがあります．

どんな状況であれ，その子どもの尊厳を大事にすることはいつも念頭におきましょう．

睡眠

できるだけ，他児と一緒に過ごすことは望まれますが，落ち着いた環境でいつでも休息できることは，医療的ケア児にとって必要な時間です．睡眠前後にてんかん発作が起こることもあるので，睡眠は静かな部屋でとらせてあげたいものです．また，発作時などは，他児の出入りに制限が必要なこともあると思います．「ぐあいのよくないおともだちがねています．しずかにおへやにはいりましょう」などのプレートを扉にかけるなどの配慮があると，医療的ケア児以外の子どもたちにもわかりやすいと思います（図1）．

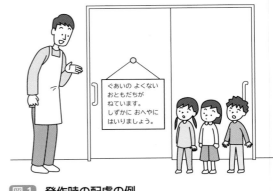

図1 発作時の配慮の例

遊び

自立歩行可能な医療的ケア児

医療的ケアが必要であっても，自力で移動ができ，知的な問題が少ない子どもは，そのほかの子どもとともに，同等レベルの遊びを楽しむことが可能です．医療的ケアが必要なことは，そのほかの子どもたちに状況にあわせて知らせながらも，子どもたち同士の世界に任せて，大人が介入しすぎないように気をつけていきたいものです．

　リンパ管腫のため，気管切開を施し，痰の吸引が必要な 2 歳の C ちゃん．歩行可能で，聞き取りはややむずかしいけれど，会話も成立し，意思疎通ができました．

　家庭では何事も思い通りに過ごしていたので，入園してからもほしい物があれば，相手の状況をみることなく，奪って遊ぼうとしていました．同じクラスの友だちが「C ちゃんだって許さない」と取り返すと，C ちゃんは驚いてまた奪い返し，取り合いになることがはじまりました．その後，取り合いを数回繰り返し，悔しい経験を通して「相手の気持ち，状況」に気づいていきました．友だちとのやりとりを経験して，遊具の共有を覚え，ともに遊べるように成長したのです．大人は子どもたち同士に任せて，その経緯を見守っていきました．

歩行困難，移動は可能，軽い知的障がいのある医療的ケア児

　自立歩行が困難で，這って移動し，軽い知的障がいを伴い，会話で意思疎通は可能ですが，年齢相応の遊びには参加することがむずかしい医療的ケア児の場合，自力で移動は可能なので，自分の意思で好きなところへと行くことができます．好きな友だちのところに行って遊びに参加しようとしたり，好きな場所，お気に入りの場所へと行き，自分の思うことを繰り返すこともあります．その医療的ケア児と一緒に遊ぶためには，その子どもに合わせた遊び方の工夫が必要です．そういうことこそ，ケアが必要でない子どもたちの出番であり，周りの子どもたちの成長の機会でもあります．

　超低出生体重児で生まれ，経鼻経管栄養が必要な 3 歳の D ちゃん．大好きな同じ 3 歳児の E ちゃんを見つけては這って移動し，E ちゃんと一緒に絵本を見ていました．同じ状況が数回続き，D ちゃんの姿を見つけると，E ちゃんは絵本コーナーに行き，一緒に絵本を選び，2 人でともにみるようになりました．文字が読めるわけではなく，大人も介入せず，2 人でただただ，ページを繰ることを楽しむほほえましい日々がしばらく続きました．

自力で体位変更が困難で知的障がいを伴う医療的ケア児

　自力で体位変更がむずかしい子どもは，看護師や，看護師の指示により保育士が，うつぶせの姿勢をとるようにしたり，バギーに乗って移動します．そのときも必ず，子どもに姿勢を変えてよいか，移動したいかの意思を聞いて行う必要があります．表情や腕を少し前に動かすなど，わずかなしぐさで意思を伝えてくれるときもあるので，急がず，ゆっくりと確認してから行動に移すようにしましょう（図2）．

長く過ごすようになると，周囲児と同様，その子がどういう遊びが好きか，周りの大人や子どもたちがわかっていくようになります．周囲児と一緒にいろいろな経験を積むことが大切なことはもちろん，必ず，本人の意思を確認して参加を促すように心がけましょう．

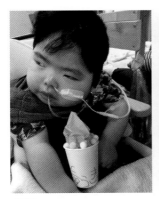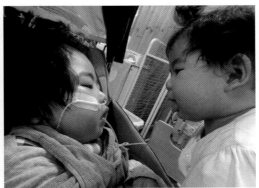

図2　表情やわずかなしぐさで気持ちをくみ取ります

---

case　重いてんかんをもち，胃ろうが必要なFちゃんの意思表示…………

　重いてんかんをもち，胃ろうが必要な5歳児のFちゃんは意思疎通がむずかしく，表情で確認していましたが，入園して2年経過した頃，自分の腕を前に押し出して意思を表現するようになったことに周りの大人も子どもも気づきました．それまでは，Fちゃんの表情で読み取っていましたが，あわせて腕の動きに気づいた周りの子どもたちが，遊びに誘うときに「Fちゃん，どっちにする？」と聞き，Fちゃんのサインを待って「Fちゃん，こっちがいいんだね」と，確認してくれるようになりました．子どもも大人もサインに気づいてくれることにより，Fちゃんもよりはっきりと意思表示をするようになり，意思疎通の距離がとても近くなりました．

外出時に気をつけたいこと

　医療的ケアが必要といっても，外出は体調の許す限り，他児と一緒に楽しめることが望ましいです．外出の際には，次の点に注意しましょう．

・酸素投与が必要な子どもは，看護師が酸素供給機器から酸素ボンベにチューブを繋ぎなおし（医療行為となります．ただし，緊急時は保育士も操作可能です），酸素ボンベを看護師や保育士が背負って移動します

・体温調節がむずかしい子どもは，よほど温かい日でない限りは保温に注意し，電気毛布や保温機能の高い掛物などで保温し，移動します

Chapter 4　医療的ケア児の保育・教育の現場

・暑い日は他児以上に体温をこまめに確かめて，熱がこもらないように気をつけていきましょう．普段の散歩はもちろんのこと，クラス遠足や，芋ほりやブルーベリー摘みなど，収穫を楽しむ外出，観劇やイベント参加の外出も，看護師を伴い，楽しみたいものです

　大人の緊張は子どもに伝わるので，最初はいろいろと気がかりとは思いますが，クラス担任と看護師の連携，心配であれば，他クラスの保育者など，園全体で助け合い，外出が大人にとっても，医療的ケア児にとっても，周囲の子どもたちにとっても楽しいものとなるよう，慣れていきましょう．ある園では，他児たちと一緒に海辺の散歩に行き，砂浜で胃ろうに注入したり，水族館に行き，イルカショーの観覧席で胃ろうに注入したこともありました．

　医療行為は清潔な場所で，安全に行うことが前提ですが，そのために極端に外出の制限を設けたり，他児と別の場所で過ごすことになるのは，本来の主旨から外れていくことにもなりかねません．自信のないことは無謀に挑戦する必要はありませんが，できるだけ配慮していきたいことです．医療的ケア児以外の子どもたちにとっても，医療的ケアが日常のことであるという認識は大事であると考えます．もちろん，そういったことを行うにあたっては，ご家族に丁寧に説明し，許可をとること，万が一のときに避難できる場所を確認しておくこと，炎天下の日陰のない場所で長い時間過ごすようなことのない配慮などは，あらかじめ必要な留意点です．

　大人も子どもも医療的ケアが必要であっても，日常の生活を楽しむ日々をともに紡いでいってほしいと思います（図3）．

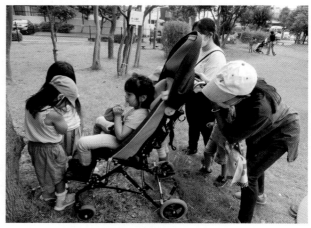

図3　散歩先の公園で，大好きな「だるまさんがころんだ」を友だちとともに楽しんでいます

（瀬山さと子）

就学前

B 友だちへの影響・将来を見据えた支援

**ここは
おさえる!**

- 医療的ケア児を受け入れるときの周囲の子どもたちの反応をそのまま受けとめましょう.
- 医療的ケア児も周囲の子どもたちも影響を受け合い, 変化していくことを見守りましょう.
- 就学後もよい関係を構築し, いつでも支えられる存在でいることを心がけましょう.

友だちへの影響

受け入れ時の状況

　医療的ケア児が幼稚園・こども園・保育所などの保育施設で過ごすことによって, 医療的ケア児本人はもちろん, 周囲の子どもへの影響がいろいろな面で現れます.

　医療的ケアの有無に限らず, 障がいをもっていたり, 支援が必要な子どもの存在は大人にとっても, 子どもたちにとっても, 多かれ少なかれ影響があります. それは, 自分とは異なる人との付き合い方を学ぶよい機会でもあります. 人はみな, もともと自分とは異なる存在であるので, 障がいの有無に限らず, 自分以外の人に興味をもち, 受け入れ, かかわって生きていきます. そして, 子どもたちにとって障がいの有無, 医療的ケアの有無は, 特別な意味をもたないといえます. ごく自然に目の前の子どもをありのまま受け入れ, ありのままかかわることは, 大人の私たちが学ぶべきことでしょう. 障がいや医療的ケア以前に, その人自身とかかわっている姿はまさに人と人とのつながりであるといえます. ですから, 幼い頃からほかの人たちと一緒に過ごす経験はとても大事なことです.

case 医療的ケアを必要とするCちゃんの入園時 ···············

　頸部の腫瘍の影響で両頬が膨らみ，舌が口外に出ているCちゃんの顔貌（がんぼう）を見て，「変な顔」「なんで舌が出ているの」と言葉にする子ども，毎日Cちゃんの顔をジッと見ている子どももいました．Cちゃん自身はいつも人から見られていることには慣れていたので，気にするようすはありませんでした．しかし，1週間もすると，子どもたちは外見上の個性に慣れていきます．そのうち，「Cちゃんのホッペが好き」と大の仲良しの友だちもできました．そして，痰の吸引の医療的ケアについて当初は興味本意で吸引処置を見ていた子どもたちも徐々に慣れ，Cちゃんの痰がからんで喉がゴロゴロ鳴っていると「ゴロゴロ鳴ってる」と教えに来てくれるようにもなりました．痰の吸引の処置がすむと，すぐにみんなの元に戻り遊びの続きを楽しんでいるCちゃんを見て，周囲の子どもたちは「Cちゃんにとって痰の吸引が必要なこと」「Cちゃんは痰の吸引をすれば，みんなと同じことを同じように楽しめること」を，肌で感じていたようです．

case 心臓疾患のため，酸素投与を必要とする3歳児のGちゃん ···············

　Gちゃんは入園時，圧縮酸素の機器を保育室に設置し，5mのチューブをつないでいました．歩行困難で知的障がいも伴っていたため，0歳児室で過ごし，室内に機器を配置していたので，当初は子どもたちがチューブを引っ張るのではないかと心配する声もありましたが，子どもたちが機器を触ることもなく（チャイルドロックは施錠していました），心配することなく，安全に過ごすことができました．

　また，Gちゃんが0歳児以外の部屋に移動するときはキャスターがついている機器とともに移動し，戸外などへの移動は酸素ボンベにつなぎなおして移動しますが，ほかの年齢の子どもたちも，すぐに環境に慣れ，いつも気をつけていないといけない状況にはありませんでした．医療的ケアが必要な子にきょうだいがいて，そのきょうだいが家庭内で気づかいができることを考えると，園内でも同じように気づかいができる子どもたちが育っていくことがわかります．入園前の心配はすぐに解消されました．

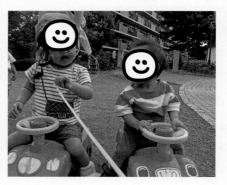

ともに過ごしていくなかでの変化

　ともに過ごすことで，周囲の子どもたちにどんな影響が現れるのでしょうか．

　優しくなる，人との関係を学ぶなど，想像されることと思います．もちろん，想像どおりの姿はたくさんみられます．子どもたちの感性は大人の想像をはるかに超え，思いがけないかかわりもたくさんあり，医療的ケア児の受け入れが周囲の子どもたちの成長につながることに気づかされます．

H くんと同じ年齢の I くんは繊細な神経の子どもで，クラスのなかで自分の思いを素直に伝えられなかったり，友だちとの関係も，思い余って言葉ではなく手や足が出たり，噛みついてしまうこともありました．失敗経験を積み重ねる日々で情緒が不安定なことの多い I くんでしたが，H くんの側に行き，隣に寝転んで H くんの頬に触れると，心が落ち着き，また，元気を取り戻して，自分の保育室に戻るようになりました．

そんな I くんが H くんの隣にくると，H くんは「どうした．また，何かあったのか」というような視線を向け，I くんの頬に触れようとするしぐさを見せるようになり，2 人の世界が築けたようでした．年長児イベントでは I くんが H くんの意思を汲みながら，衣装や小物を側で作り，共に楽しむ様子がみられました．I くんの保護者に「いつもうちの子がお世話になり，ありがとう」と感謝された H くんの保護者は，「自分の子は人にお世話してもらい生活していると思っていた．H くんが人の役に立てているなんて嬉しい」と笑顔を H くんに向けていました．

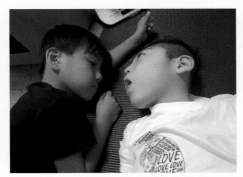

将来を見据えた支援

就学に向けて

医療的ケアが必要でも，地域の小学校の一般クラスへの就学も可能になるケースは増えてきています．残念ながら，自治体によっての差は否めず，本書が長く読まれる間に社会の変化により，このことが古い記述となるように期待しますが，2023 年現在は，医療的ケアが必要であることによって特別支援学校や特別支援級への就学を勧められるケースを耳にすることが多い状況です．

しかし，幼稚園・こども園・保育所などの保育施設で通常児と過ごしてきた経緯のある家庭は，特別支援学級や学校ではなく通常級を希望し，教育委員会とのやりとりを通して，希望を叶えるケースも増えています．確かに，周囲の子どもたちとのやりとりを通して成長を感じ，今後もかかわりを求める気持ちは共感できると思います．特別支援学校に進学してそのまま高等学校まで進み，卒後に福祉的就労所に就職したり，支援施設に入居や通所して障がいをもっている方々と一緒に過ごす環境に進むケースを考えると，生まれてから就学までの 6 年間のみが通常の人とともに過ごす期間となります．一般社会と同じこの状況を，医療的ケア児も周囲の子どもたちも当たり前

のこととして過ごす園は，とても貴重な場であるといえます．こういう場が増えていくことにより，就学後も周囲の子どもたちが障がいのある人との関係性を構築していくよきモデルとなることを期待しています．

社会への門出に向けて

　医療的ケアは生涯ずっと必要な子どももいますが，成長するにつれ不要になる子どももいて，変化するものでもあります．たとえば，気管切開を閉じて痰の吸引が不要になったり，胃ろうを閉じて口から食べ物を摂取することが可能になる場合もあります．医療的ケアが不要になり，通常の社会生活が送れる子どももいますが，たとえ不要になっても，障がいをもって成長していく過程で，いろいろと支援が必要なことが多いです．

　あくまでも，保護者の意向によりますが，今後の成長にあわせて本人と家庭の希望を叶え，よりよい生活の質を担保するために，相談員の紹介や，利用可能なサービスの案内，ゆくゆくは利用するかもしれない通所や入所施設の紹介，本人の好きなこと，得意なことを活かす場の案内，社会で幸せな日常を送っている障がいをもっている方の紹介など，あらゆるサポートを専門職として提供できれば，家族がこの先も安心して育てていけるでしょう．

　そして，卒園後も医療的ケア児の家庭同士がつながることが可能で情報共有できる方法を示すこと，医療的ケア児以外の家庭とのつながりも継続できるよう，園としてサポートしていきたいものです．卒園児を招待するイベントには必ず声をかけ，医療的ケア児の家庭のみの同窓会も開催して，近況や新しい情報もお互い共有できる場を設けられたら，支え合えると思います．

　卒園後も，いつでも頼りになる存在でいることを心がけ，保護者とともに成長を喜べる関係でいることが，医療的ケア児を受け入れ，ともに過ごしてきた場としてお互いに大事なことだと思います．

（瀬山さと子）

2 学校教育

A 医療的ケアの支援と配慮

ここはおさえる!

- 医療的ケア児や家族は，就学先の選択や学校生活に対して大きな不安を抱えていることを理解しましょう．
- 国の制度等を活用して，受け入れ体制を整えましょう．
- 学校生活における配慮等については，子ども自身の意見を聞いて尊重しましょう．
- 子どもの発達等を踏まえて可能な場合は，セルフケアができるように学校生活のなかでも支援していきましょう．

就学先と医療的ケアの実態

　子どもたちは，満 6 歳になると学校に就学します．就学先には，大きく分けて地域の小学校と特別支援学校小学部の 2 種類があります．従来，特別支援学校への「就学基準」（学校教育法施行令第 22 条の 3）に該当する障がいのある子どもの場合，原則として特別支援学校に就学することになっていました．その後，国際連合「障害者の権利に関する条約」の批准に向けた国内法の整備の一環として，学校教育法施行令の一部改正が行われ，2013 年 9 月から就学先決定にあたって「本人・保護者の意見を最大限尊重」となりました．こうしたことから，医療的ケア児の就学先も，年を追うごとに通常学校在籍児の割合が増えてきました（図1）．

　なお，学校生活内で児童生徒に必要な医療的ケアの種類は，特別支援学校の場合，喀痰吸引（口腔内）5,075 件，喀痰吸引（鼻腔内）5,000 件，経管栄養（胃ろう）4,856 件，喀痰吸引（気管カニューレ内部）3,124 件の順に多く，幼稚園，小・中・高等学校（以下，小・中学校等）の場合は，血糖値測定・インスリン注射 619 件，導尿 570 件，喀痰吸引（気管カニューレ内部）380 件，経管栄養（胃ろう）323 件の順に多いとされています（文部科学省：令和 4 年度 学校におけ

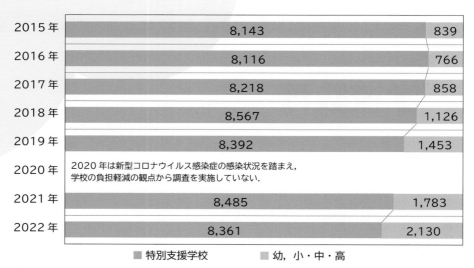

図1 特別支援学校，幼稚園，小・中・高等学校における医療的ケアに関する推移
〔文部科学省：令和4年度 学校における医療的ケアに関する実態調査より作成〕

る医療的ケアに関する実態調査結果〈概要〉．2023年3月）．こうしたケアの種類から，特別支援学校にはいわゆる重症心身障がい児が多く，小・中学校等の場合は1型糖尿病や二分脊椎症の子どもが多く在籍していると思われます．

医療的ケア児の就学受け入れにあたって

　教育委員会が，学校における医療的ケアに関して域内の学校に共通する重要事項等について策定したものをガイドラインとよびます．都道府県・市区町村等の教育委員会1,815のうち，ガイドライン等を策定している教育委員会は250（13.8％）と報告されています．都道府県教育委員会は，特別支援学校における医療的ケアのガイドラインを作成していますが，市区町村教育委員会段階ではまだまだ少ない状況です（文部科学省：令和3年度学校における医療的ケアに関する実態調査結果〈概要〉．2022年7月）．

　ここでは，医療的ケア児の就学受け入れにあたって配慮すべき事項を述べます．

看護師の確保と支援体制

　医療的ケア児の受け入れのためには，看護師等の体制整備が必要です．文部科学省は，学校における医療的ケアの環境整備の充実を図るため，自治体等による「医療的ケア看護職員」（学校教育法施行規則第65条の2）（以下，看護師）の配置（校外学習や登下校時の送迎車両への同乗を含む）を支援するとして，2023年度予算では3,740人分の予算を確保しています．この事業は費用

の 1/3 を国が補助するものなので，学校設置者は 2/3 を予算化する必要があります．そのため医療的ケア児を受け入れるためには，看護師配置の予算化が自治体でも必要となるので，通常の就学先決定の手続きよりも早めに取り組む必要があります．

看護師の配置の仕方には，常勤職員（看護師，または特別免許状を与えて看護師資格をもつ教員など）や非常勤職員として教育委員会が直接雇用したり，病院・施設や訪問看護ステーションに派遣委託したりと多様な方法がとられています．なお，医療的ケア児の対応について，特別支援学校では看護師とともに喀痰吸引等第 3 号研修を修了した教員等が，痰の吸引や経管栄養の実施にかかわっています．一方，小・中学校等では，配置した看護師のみが行うようにしている場合が多いです．医療的ケア児に必要な行為を看護師だけが対応する場合であっても，学校全体で支援する体制づくりが重要です．

教職員全体の理解を図る

学校全体で支援する体制づくりに一番大切なのは，教職員の理解です．「医療」という言葉に，通常学校の教職員が抵抗感を抱くのは仕方のないことです．文部省（当時）が養護学校（当時）において，看護師と連携して教員が医療的ケアを行うモデル事業を行っていた 1990 年代後半，「知らないことによる不安がある．医療的ケアの講義や実際に担任している子どもの吸引を行う研修を通して不安は消えていきました」と話す教員がいました．一方で，「万が一何か起きたときには，その責任はどうするかを考えると心配で，学校への受け入れに二の足を踏む」という校長先生もいらっしゃいました．これも先の「知らないことによる不安」と同じです．

看護師を配置したある小学校では，校長先生が「教職員全体の理解を深めながら医療的ケア児の支援に取り組む」を学校運営方針にして，学期はじめに配置された看護師による職員研修会を設けました．それによって，看護師が学校の教職員の一員という雰囲気がその学校にはできたそうです．また，教職員の皆さんも直接子どもに会って一緒に過ごすことで，「医療的ケア児も子どもには変わりない」と，当たり前のことに気づいた，と話していました．

児童生徒の理解を図る

保育所や小学校等の現場からは，「ほかの幼児・児童が，医療的ケア児に突発的に何かやらかすかもしれないから不安だ」と心配する声も聞かれます．しかし，たとえば気管切開をした子のことについて，「○○さんののどにあるのは，カニューレといって息を吸ったり吐いたりするところで，とても大切な部分です」とか，経管栄養も「このチューブは食事をするための大切な部分です」と模型や図を使って説明することで，多くの子どもたちはプライベートゾーンや大切な部分だと理解してくれます．

人工呼吸器をつけた子が保育所に行ったときに，ある幼児が「おばさん，この子，死んでいるの？」と母親に質問したそうです．保育士の先生方はその子の言葉に驚いていましたが，お母さんは「この子は○○という名前なの，ちゃんと生きているよ！ お話してみて！ 目でパチッと瞬き

するのが返事なのよ」と説明しました．幼児は「そうなんだ．よろしくね．あっ，目をパチッとして返事してくれた！」と話したそうです．

別の保護者から聞いたエピソードです．障がいのあるわが子が乗ったストレッチャータイプの車いすを押して街を散歩しているときに，前から歩いてきた子どもが自分の母親に「あれなあに？　なんで乗っているの？　赤ちゃんなの？」と話すのを耳にしました．すると，その母親は慌てて「見ちゃダメ」とその子を抱えてその場を離れたそうです．その母親の姿はまるで，わが子を見てはいけないモノのように扱われた感じがして，とても悲しかったと話していました．

子どもたちの言葉には，大人をドキッとさせる場合があります．しかし，それはストレートな表現のために大人をドキッとさせるのであって，悪意のない言葉です．先生の説明を聞いてカニューレは大切な部分と理解した幼児が，ほかの友だちや大人に「○○ちゃんののどについている物は大切な部分なんだよ．だから触っちゃいけないんだよ」と説明していました．子どもたちは大人と違って，そういうものだと理解すれば，それ以後は違和感なく当たり前のこととして対応します．息をのどの気管切開部で行ったり，チューブで栄養を摂ったりすることを，人の多様性としてそのまま受け止めます．ただし，クラスのなかには衝動性を止められない特性のある子もいますので，その点は大人側の配慮が大切です．

ケアを行う場所

2000年代，私は各地の特別支援学校や小学校等の職員研修会によばれ，その際，校内見学をさせてもらいました．各学校の取り組みの多様さに感心するとともに，違和感を覚えることもありました．

ある学校では，数十万円かけて導尿を行うための部屋を保健室横に作っていました．別の学校では看護師が常駐する「ケアルーム」を設置して，吸引が必要なときには教室から渡り廊下を通って「ケアルーム」まで行って看護師に吸引をしてもらっていました．このほか，医療的ケアが必要な児童生徒用の学習棟をつくって，朝の会と昼食時と帰りの会だけ同学年の児童生徒と一緒に過ごすという対応を行っている学校もありました．

施設・病院に隣接している学校のなかには，昼食時間になると児童生徒は施設・病院に戻って食事をとるという学校もあります．一方，施設・病院から通学する経管栄養の児童生徒が，昼食時間に学校内の部屋（通称「注入部屋」）に集められて，経管栄養セットをもった病院・施設の看護師が来校して，手際よく児童生徒に経管栄養を行う学校もありました．

在宅医療や医療的ケアは，病院という特殊な場で行われていた医療を，家庭で行えるように医療機器を小型化したり，ケアの手技を簡便化したりと日常生活のなかで行うケアに移行するなかで発展してきました．学校で医療的ケアを行う場所も，安全や衛生的でプライバシーが守られる環境が望ましいですが，専用室での対応など隔離的な対応は通常の場合は不要です．また，ケアの必要な児童生徒だけを集めたり，特別な場所でのみケアを提供したりするのは，ケアを提供する大人側の管理・効率を優先した対応の場合がほとんどです．経管栄養の児童生徒を集めた「注入部屋」は，

その代表的な対応です．給食時間は単に栄養補給の場ではなく，「学校生活を豊かにし，明るい社交性及び協同の精神を養う」（学校給食法第2条3項）時間です．学校給食の時間と空間を友だちと共有することは，教育的な意義があります．

学校での医療的ケア

1型糖尿病の生徒が昼食前に教室でインスリンの自己注射を打つことを学校が禁止し，担任からは「トイレで打って」と言われ，本人は学校での注射をやめてしまったという報道（朝日新聞，2017年6月27日）がありました．当時の教頭は，「注射と聞いて構えてしまい，（本人やほかの生徒の）安全を考え過ぎた面もあるかもしれない．もっと本人の思いを聞いてあげたらよかった」と語っていました．こうした事例をみると，学校での医療的ケアの一番の課題は，大人の無理解なのかもしれません．

医療的ケア実施個別マニュアルと個別の指導計画

医療的ケアは，同じケアであっても一人ひとり異なるという，「個別性が高い」のが特徴です．ケアの個別性を反映した資料として，主治医の指示書に基づく医療的ケア実施個別マニュアルがあります．一方，教育活動の一環として取り組む場合には，個別の指導計画に反映させる必要があります．

医療的ケア実施個別マニュアル

痰の吸引や経管栄養などの医療的ケアには，標準的な手技・手順はありますが，児童生徒一人ひとり，実際の手技・手順は変わります．基本は主治医の指示書に基づき，病名・障がいの実態，ケアの手順，観察点（バイタルサイン等の一般状態と体調不良等のめやす），想定される緊急事態と対処法などが書かれています．これを「医療的ケア実施個別マニュアル」などとよびます．

個別の指導計画

個別の指導計画は，「個々の児童の実態に応じて適切な指導を行うために学校で作成されるもの」「個別の指導計画は，教育課程を具体化し，障害のある児童など一人ひとりの指導目標・指導内容及び指導方法を明確にして，きめ細やかに指導するために作成するもの」（文部科学省：小学校学習指導要領〈平成29年告示〉解説　総則編，p.114）です．個別の指導計画には特に決まった様式はありませんが，各教育委員会や学校で様式を作成しています．おもな項目は，児童生徒の実態，指導目標，指導内容・手立て，評価，備考（合理的配慮等）で構成されています．個別の指導

計画の作成は，特別支援学校や特別支援学級だけでなく，通常学級に在籍する障がいのある児童生徒に対しても作成の努力義務が課せられています．

❶ 特別支援学校在籍の重度重複障がい（重症心身障がい）の児童生徒の指導

　文部科学省「特別支援学校等における医療的ケアの今後の対応について（通知）」（2011 年 12 月 20 日）では，「特別支援学校において認定特定行為業務従事者となる者は，医療安全を確実に確保するために，対象となる児童生徒等の障害の状態や行動の特性を把握し，信頼関係が築かれている必要があることから，特定の児童生徒等との関係性が十分ある教員が望ましいこと．また，教員以外の者について，例えば介助員等の介護職員についても，上記のような特定の児童生徒等との関係性が十分認められる場合には，これらの者が担当することも考えられること」と述べています．

　文部科学省「学校における医療的ケアへの対応について」（2018 年 7 月 26 日）の資料では，「学校における医療的ケアを実施する意義について」として，教育の機会確保に加えて，学習指導要領「自立活動」の区分に照らして，教育的な意義を述べています（図2）．

　たとえば，痰が上がってきて喘鳴（ぜんめい）が聞かれるようになったときに，身近な教員や看護師等が，「○○さん，吸引をしますか？」と声をかけ，それに表情で Yes を伝え，吸引し終わったあとに，「スッキリしたかな？」の質問にニッコリと笑顔をみせるというように，コミュニケーション指導に位置づけた教育実践もあります．

　また，いつまでも排痰できずに苦しい状態が続くと，自分の身体に対して否定的な感情をもつ可能性もあります．そうしたときに，タイミングよく痰の吸引をすることで，教職員に信頼を寄せるという取り組みも報告されています．このように，医療的ケアの行為を機械的に行わず，教育的に行うことが学校では望まれます．

学校において医療的ケアを実施することで

○ 教育機会の確保・充実
　授業の継続性の確保，訪問教育から通学への移行，登校日数の増加

○ 経管栄養や導尿等を通じた生活のリズムの形成
　　　　　　　　　　　　　　　　（健康の保持・心理的な安定）
○ 吸引や姿勢変換の必要性など自分の意思や希望を伝える力の育成
　　　　　　　　　　　　（コミュニケーション・人間関係の形成）
○ 排痰の成功などによる自己肯定感・自尊感情の向上
　　　　　　　　　　　　　（心理的な安定・人間関係の形成）
○ 安全で円滑な医療的ケアの実施による信頼関係の構築
　　　　　　　　　（人間関係の形成・コミュニケーション）
※カッコは対応する学習指導要領「自立活動」の区分の例

図2　学校において医療的ケアを行う教育的な意義

〔文部科学省：「学校における医療的ケアの実施に関する検討会議」第 1 回資料 3：学校における医療的ケアへの対応について（2017 年 11 月 10 日）〕

2 小・中学校等に在籍の児童生徒の指導

医療的ケア児のなかには，知的障がいや運動障がいがない，または軽度な児童生徒がいます．そうした児童生徒のなかには，自分で医療的ケアを行う，すなわちセルフケアができるようになる場合があります．3歳頃から練習して気管カニューレの吸引ができるようになった幼児，カニューレ交換を自分で行う幼児，人工呼吸器の着脱や電源操作を一人でできる児童もいます．経管栄養の準備から注入まで一人で行う

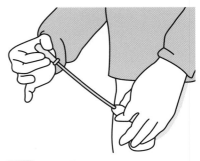

図3 自己導尿

児童．血糖値測定からインスリン自己注射まで一人でこなす1型糖尿病の幼児．小学生の間に自己導尿（**図3**）ができるようになった二分脊椎症の児童．このように，セルフケアはかなり広く行われています．

セルフケアができるようになると，社会的な制限は少なくなり，卒業後の進路や自立生活など選択肢が広がります．そのため，担任，看護師，養護教諭，保護者が協力して，自己導尿，自己吸引，人工呼吸器の自己管理などを教育課程の「日常生活の指導」や「自立活動」に位置づけた取り組みもあります．

case 学びたい場所で，必要な支援を受けながら学ぶ

生まれながらに神経の病気で人工呼吸器が必要な3歳のMさんとご両親は，2009年12月，保育所受入を求める4万人あまりの署名を市に提出しました．体験保育後に保育所入園が叶い，2013年に地元公立小学校に就学し，2019年には肢体不自由特別支援学校中学部へ進学しました．「学校教育法施行令の一部改正について（通知）」（文部科学省，2013年9月1日）では，「本人・保護者の意見を最大限尊重」「就学先の決定後も柔軟に就学先を見直していく」となりました．学びたい場所で，必要な支援を受けながら学ぶ時代への変化を先取りしたケースといえます．

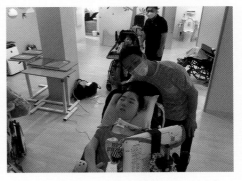

シャッターリモコンを使って自撮りするMさん

case 子どもたちの声に耳を傾ける

2000年代に入って，知的障がいや肢体不自由は全くないけれど，気管切開をした子どもたちとの出会いがありました．

東京都に住むSさんは，兄妹と同じように保育所の利用を申し込みましたが，入所を断られて，

やむなく 2005 年 11 月に東京地方裁判所へ提訴しました．判決では勝訴し，保育所に通えるようになりました．そして翌年，地域の小学校に入学しました．市は看護師資格のある介助員を配置して，吸引に対応しました．

　岡山県に住む K さんとは，2004 年に出会いました．彼女もまた，保育所の利用ができなくて困っていました．保護者は，K さんを受け入れてくれる保育所を探して入所し，配置した看護師の費用は保育所と保護者が負担しました．その後，K さんは吸引を自分で行うようになり，看護師がいないときでも保育所を利用できるようになりました．

　ほぼ同時期，S さんと K さんは，気管切開の吸引が必要という理由で，保育所利用が困難だった事例です．その後は，それぞれ公立小学校等へ進学していきました．

　あれから 15 年ほどが経ち，2 人とも成人しました．2021 年に私たちが開催したイベントで，2 人に保育所や学校生活を振り返ってもらいました．私は，2 人に学校のどこの場所で気管切開部の吸引を行っていたのか質問しました．すると K さんは「学校からパーテーションで隠れて吸引するように言われた．大人はなぜだか隠そうとする．自分は隠れなくてもよいと思っても，大人は子どもの気持ちを聞くことはなかった」と言い，S さんは「吸引はプライベートな行為だと思うから，周りの人に見られない環境で吸引したい」と語りました．2 人の話から学んだことは，子どもの意見に耳を傾け，権利を守る「子どもアドボカシー」の大切さです．こども基本法が，2023 年 4 月 1 日から施行された今，大切にしたい視点です．

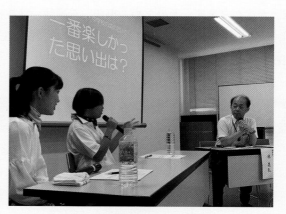

イベントで保育所・小学生の頃の思い出を語る S さんと K さん

（下川和洋）

学校教育

B 友だちへの影響・将来を見据えた支援

ここはおさえる!

- 共生社会，インクルーシブ教育について理解を深めましょう．
- 保護者，主治医等と相談のうえ，教育活動が保障されるようにケアのスケジュール等を見直しましょう．

友だちへの影響

　昔，養護学校（現・特別支援学校）と地域の小学校が交流教育を行う際，事前指導で小学校の先生は児童に対して，「障がいのある養護学校のお友だちに対して，みんなはどんなことをしてあげられるかな？」という指導が行われていました．こうした授業の意図には，思いやりの心の育成のような道徳的なものを感じます．一方，現在は障がいのある者とない者がともに学ぶインクルーシブ教育の時代であり，多様性を認め合う社会づくりが求められています．

　福岡県に住むDくんは，先天性の筋肉の病気で歩行や発話によるコミュニケーションは困難ですが，ジェスチャーで意思を伝えていました．Dくんは，気管切開をしていて地域の小学校に通うようになった福岡県初の児童です．車いすに乗ったDくんは，入学して3日目には子どもたちの人気者になりました（図1）．付き添いの母が，数十分おきに痰の吸引をするのを不思議そうに見ていたクラスメイトも，吸引の意味がわかると，吸引を知らない人たちに「Dちゃんは，痰がのどに詰まると死んじゃうから，お母さんが器械で吸ってあげるんだよ」と説明し，Dくんの胸が痰でゴロゴロ音がすると子どもたちはDくんの胸に耳を当てて胸の音を聞きます．「Dちゃんのお母さん！　吸引，吸引，Dちゃん吸引だよ！」と母を呼ぶのでした．また，そうした子どもたちのようすについて，担任の先生は「『友だちが自分の力を必要としているなら貸しましょう』という自然な人間の本質が，Dちゃんと触れ合うたびに花開いていった」と述べています．

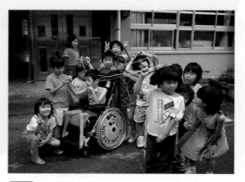

図1 小学2年生のDくんとお友だち

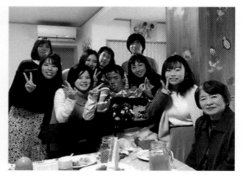

図2 23歳になったDくんとお友だちと小学1・2年生の頃の担任（右）

　さらに友だちとのやり取りのなかで，Dくんは平仮名の文字を書くことを覚えました．そのようすをみた主治医は，「彼にここまでの能力があるとはわかりませんでした．同級生の友だちと毎日接していて，お互いに刺激しあって，いろんなことができるようになったのではないでしょうか」と話していました．

　同級生が高校生になったときに，Dくんの家に遊びに集まりました．そのときDくんは，コミュニケーション手段としてタブレット端末を使って，友だちの名前を一人ひとり入力しました．声で話すことは困難ですが，友だちの名前を覚えていてくれたことに同級生は皆，感動していました．その友だちも成人していき，それぞれの進路に歩み出しています（**図2**）．Dくんと小学校で共に過ごした友だちには，医療や福祉関係に進んだ者が多くいます．

　インクルーシブ教育という言葉が近年，広く知られるようになり，私はマスコミ関係者から「障がいのある子どもとない子どもが一緒に学ぶ効果には，どんなことがありますか？」と質問を受けるようになりました．そのときに私は，Dくんとその友だちの育ちを紹介するとともに「教育の効果に，即効性を求めるのは困難です．効果が目に見えるようになるには，長い時間がかかります．しかし，小学校で経験した子どもたちが大人になったときに，人の多様性を知識ではなく，より深い経験として理解した大人が今より増え，社会が変わって行くのだろうと思います」と答えています．

学校での学びを支える医療

　医療的ケア児が増えていくなか，最近，特別支援学校の現場から「学校生活が医療的ケアに追いまくられている！」という話を聞くことが増えてきました．実際に学校で授業参観をすると，学習グループで授業を行っている集団から少し離れた場所で，複数の看護師と担任に囲まれて子どものケアが行われていました．痰の吸引，経管栄養，導尿と次々にケアが行われている児童，「○○君，トイレの時間です！」と担任と一緒に授業を離れる児童もいました．集団での授業が成立しな

い状況に，これが「医療的ケアに追いまくられる」状況なのかと理解できました．なぜ，このように「医療的ケアに追いまくられる」状況になったのでしょうか？

　病院等で命が救われた子どもたちは，一般状態が安定すると退院に向けて病院で行っていたさまざまな医療を，在宅医療・在宅ケアに切り替えていきます（図3）．人工呼吸器はポータブルになり，ケアの方法や内容も在宅生活に向けて変更していきます．以前は，在宅生活が落ち着いてから，通園施設・保育所・幼稚園など就学前施設への通所を考えるという順番でした．しかし，現在は福祉制度が充実してきたので，1歳前の乳児でも児童発達支援事業を利用して，保護者が職場復帰する事例もみられるようになりました．一方，早期の母子分離が愛着形成に影響を与えるという課題も聞かれるようになりました．

　児童発達支援事業所では，家庭のなかで行われている看護・介護の聞き取りを通じて，自宅での看護・介護のスケジュールをできるだけそのまま引き継ぐようにしています（図3）．そのため児童発達支援事業所のケアは，在宅ケアに近い形で行われています．こうした対応が就学時の保護者の「就学前施設では対応してもらえたのに，学校はなぜできないんですか！」という言葉につながるのだと考えます．学校教育の立場からすれば，学校は集団生活であり，学習の場であり，学びの計画であるカリキュラムがあります．病院医療を在宅医療に適応させるのと同じように，在宅医療

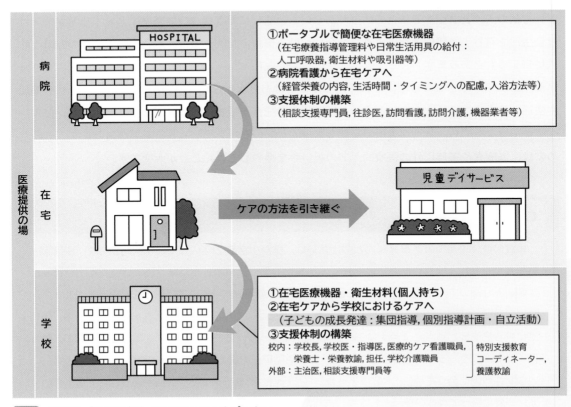

図3 医療を「生活の場」にあわせていくプロセス

を学校生活のなかの医療に丁寧に切り替えていく必要があります（図3）．調整されないまま学校生活を各家庭のケア・スケジュールで組まれてしまうと，授業からバラバラと児童生徒が抜けてケアを受ける，「ケアを主体とした学校生活」となってしまいます．本来「学校生活」を「支える医療」が逆転してしまったのが，「医療的ケアに追われて，授業ができない」という状況を作っているのだろうと思います．学校，保護者，医師（主治医や指導医）が相談し，ケアの時間帯や方法を調整するなどして，医療的ケア児が授業に参加できるようにすることが最も大切です．

将来の進路の選択肢を広げるために

　学校教育において，医療的ケアの対応が課題になった平成の時代がはじまる頃，痰の吸引や経管栄養などの行為を医療行為として，医療者か家族にしか対応を認めないとする考え方がありました．そうなると常に医療者や家族が常に付き添っていなければならず，外出など本人が望む地域生活が困難になる，すなわち医療行為が社会参加の制限になっていました．

　障害者総合支援法第1条の2（基本理念）には，「全ての障害者及び障害児が可能な限りその身近な場所において必要な日常生活又は社会生活を営むための支援を受けられることにより社会参加の機会が確保されること及びどこで誰と生活するかについての選択の機会が確保され，地域社会において他の人々と共生することを妨げられないこと並びに障害者及び障害児にとって日常生活又は社会生活を営む上で障壁となるような社会における事物，制度，慣行，観念その他一切のものの除去に資する」とあります．

　セルフケアができるならば，それに越したことはありませんが，「自分でできないから社会参加や生活が狭まるのは仕方ない」とするのは，障害者総合支援法の理念に照らすと問題です．セルフケアができなくても，身近な場所で必要な医療的ケアの支援を受けられる必要があります．そのためには，医療者や家族以外の医療的ケアの担い手を増やしていくことが大切です．

case 「社会参加の機会の確保」の実現

　重度の肢体不自由のあるRくんとの出会いは，彼が小学部2年のときの学校給食です．中学部教員だった私は，給食介助の応援でRくんの食事介助に入りました．はじめて会った私にけげんな顔をみせたので，ちょっとふざけて会話をすると，筋緊張が強くて聞き取りにくかったですが，私に向かって「ぶっ飛ばす！」と言いました．彼が会話できることに私は驚きました．その後，中庭に来る鳥を怖がるなど「苦手なこと」，仮面ライダーが「好きなこと」など情報を仕入れて，仲良くコミュニケーションを楽しみました．自立活動専任教員としてRくんの担当になると，大好きな女性教諭に会うためにSRCウォーカー（歩行器）で歩行をしたり，私が抱っこして電動車いすに一緒に乗って操作の練習をしたりしました．

Ｒくんが中学部のときに高熱を出して，救急医療機関に搬送され，気管切開（喉頭気管分離術^(いんとう)）が行われました．退院後，主治医からは「すぐに胃ろう造設するので口から食べる練習はいらない」と言われましたが，本人は食べる意欲がありました．喉頭気管分離術という気管切開では食物が気管に入る誤嚥事故は起きないので，家庭と学校で食べる練習をしました．

　特別支援学校を卒業したＲくんは，福祉制度を利用して，ヘルパーと一緒に映画や買い物など，自分が行きたい場所に出かけて，日々の生活を楽しんでいます．必要時には，ヘルパーが医療的ケアに対応しています．医療的ケアの支援者が広がることで，障害者総合支援法の基本理念である「社会参加の機会の確保」が実現するのです．

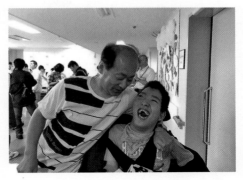

成人を祝う会のＲくんと筆者

（下川和洋）

3 医療的ケアと緩和医療

> ## ここはおさえる!
>
> - 医療の進歩により，子どもの疾患は根治することも多くなりましたが，なかには予後不良となることもあり，緩和医療を行いながら，在宅で生活することもあります．
> - 症状が変化しやすいので，主治医との連携が欠かせません．
> - リスクを超えて集団生活をする場合もあり，本人と保護者とのコミュニケーションが大切になります．

　本来，医療的ケア児の保育・教育においては，状態が安定しているときに日常的なケアを在宅で行い，集団生活もしながら，通常の生活をするための支援が主体になります．しかし，医療的に治すことがむずかしく，予後が限られているときは，自宅で症状をやわらげる治療を行う場合があります．

　小児がんなどで，現在の医療では治すことがむずかしく予後不良の病気に罹（かか）っていて，痛み止めの投与など緩和医療が必要なこともあります．なかには，痛み止めを血管から投与しなければならない場合や，酸素投与が必要な場合，経口で食べられず，経管栄養など医療的ケアが必要な場合があります．睡眠障害がある場合，けいれん発作を起こす場合，嘔吐や下痢を伴う場合など，症状に応じて薬剤投与が必要なこともあります．体調が変化しやすいので，医療機関との密接な連携が欠かせませんが，同時に限られた寿命のなかで，集団生活をできるだけ継続することが生きる支えになることもあります．集団生活を継続的に行えない場合も，友人との交流が生きる励みになることもあるのです．

　緩和医療においては，本人の苦痛をできるだけ取り除くだけでなく，ご家族への精神的サポートも欠かせません．残り少ない日々をどのように生活していくか，ご家族の気持ちに寄り添いながら，周囲の子どもたちの受け止め方も情報共有していくことが大切です．

白血病

　子どもの白血病は，9割以上が治癒する時代となっていますが，なかには治療後再発を繰り返し，病気の進行をコントロールできなくなることもあります．子どもの場合，急性で経過することが多く，連日輸血が必要になったり，高熱が続いて在宅で過ごすことがむずかしいことがしばしばですが，小康状態のときに，少しでも自宅で好きなことができるように配慮することがあります．

　通常の子どもより，感染症に感染しやすく，感染したときには重症化しやすく，さらに出血傾向があったりするので，なかなか集団生活はしづらいことが多いです．しかし，友人との交流をしたい，イベントに参加したい，旅行に行きたいという本人の希望に添えるようしたいものです．その場合，保護者とも相談しながら，リスクがあってもできることを考えていけるとよいでしょう．多くの子どもは，薬の投与や輸血のための静脈ルートを在宅でも継続しており（中心静脈カテーテルなど，胸や首にルートを設置していることが多いです），その部位を触れないようにする注意は必要ですが，医療的ケアのほとんどは自宅で行って，集団生活の場で医療的ケアが必要になることはそれほど多くはありません．

固形腫瘍

　白血病以外の小児がんとされているもので，子どもの場合，抗悪性腫瘍薬などの化学療法に反応するものも多く，外科療法，放射線療法とあわせて治癒率も上昇しています．しかし，なかには，全身の臓器にがん細胞が散らばる転移が広がると，治すことがむずかしくなってきます．

　骨などに転移すると，痛みのコントロールが必要になり，肺に転移すると酸素投与が必要になることもあります．痛みのコントロールでは，モルヒネなどの麻薬も使うことがありますが，静注薬を使っている場合には集団生活で医療的ケアを継続する必要があります．

脳腫瘍

　悪性の脳腫瘍でも抗悪性腫瘍薬による化学療法や外科療法，放射線療法を組みあわせることで，治癒することも増えていますが，なかには，手術することがむずかしい部位にできたり，再発したりする場合もあります．脳腫瘍が進行すると，徐々に神経症状が出て，傾眠傾向になり，苦痛が少ない場合は，痛み止めなどが必要ないこともあります．時には，経管栄養や気管切開などの医療的ケアを行うことで，苦痛を緩和することができる場合もあります．

心疾患

　子どもの心疾患は，先天性のものがほとんどで，適切な時期に手術によって治すことができるケースが多いです．しかし，なかには手術で治すことができない場合や，手術ができる年齢を超えたために，心不全となってしまっていることもあります．その場合，酸素投与の医療的ケアが必要だったり，運動制限があったりしますので，主治医からの情報は必須です．また，クラス内で感染症が流行した場合は，早めに連絡して登園，登校を控えてもらうようにします．

Column　小児がんの治療は順調だったのに，感染症で亡くなったＡちゃん

　抗悪性腫瘍薬の治療をしていても，治療と治療の合間には，通常生活が可能な元気な時期があります．30年ほど前のお話です．小児がんの抗悪性腫瘍薬の治療は，4〜6週間隔で行うことが多いですが，抗悪性腫瘍薬の投与をして1週間くらいは元気なので，小学校に登校したＡちゃんが，数日後に学校から「同じクラスで麻疹が発症した」という連絡を受けました．不幸なことに，Ａちゃんは麻疹の予防接種を受けておらず，その後重症の麻疹肺炎となって，不帰の人となりました．

　この場合，予防接種で未接種のものがあるときは，治療中は集団生活を控えるように指導する必要があったのですが，同時に，もし治療後でも集団生活に復帰した場合は，クラスで発症した感染症をいち早く情報として伝える必要があったと深く反省しました．

（小林美由紀）

神経疾患

　進行性の神経疾患では，通常生活から歩行不能となって車いす生活，寝たきり，人工呼吸器の使用というように病状が進行することも多いです．知的障がいを伴う場合と伴わない場合があり，伴わない場合は，本人とコミュニケーションをとりながら，集団生活での支援方法を決めていきます．知的障がいを伴う場合は，家族と情報共有しながら，決めていきます．

　病気の進行とともに，経管栄養，気管切開，人工呼吸，導尿などの医療的ケアが複数必要となってきますが，症状が安定しているときには，同年齢の子どもと交流できる集団生活をすることで，本人や家族の大きな精神的サポートにもつながります．

進行性の疾患をかかえる B くんの学校生活

　進行性の神経疾患では，遺伝性のものもあり，母親が自分の責任を強く感じていることもあります．知的障がいがない場合は通常，小学校で生活することもしばしばありますが，同級生との関係を気にして，ほかの保護者に対し，必要以上に遠慮してしまうこともあります．

　進行性ジストロフィーで補装具を使ってやっと歩ける B くんの場合，母親が責任遺伝子をもっていることもあり，保護者懇談会ではいつもほかの保護者にお詫びの言葉ばかりを述べて，とても気を遣っていました．担任の先生は，授業参観で体育の授業を行い，B くんがドッジボールを同級生と楽しそうに行い，また同級生もさりげなく気を遣いながらも一緒に楽しんでいる様子を保護者に見せ，参観していた保護者一同があたたかい気持ちになりました．

　進行性の神経疾患の場合，その年齢でどれだけの経験ができたかや友人関係が豊かであるほど，その後の障がいが進んだときの支えとなることも多いだけに，医療的ケアがまだ必要でないときにも教育者や保育者が配慮することの大切さを感じました．

（小林美由紀）

その他の状態

　重症新生児仮死などによる，いわゆる寝たきりの状態の子なども，感染症に罹患した場合などに重症になって亡くなったり，腎臓などの臓器障害が進んで延命しづらい状態になることがあります．

　最近では，予後が見込めなくなった特定のタイミングから緩和ケアに移るのではなく，疾病の早期から先を見越しながらいろいろなケアを考えていく，Advance Care Planning（アドバンス・ケア・プランニング）という考え方があります．これはまだ子どもにはあまり適用されていませんが，状態が悪くなってからよりも，普段から先を見越した話を主治医が家族としている場合が少しずつみられるようになりました．主治医が家族とどのような話し合いをしているかを共有して，連携しながら保育・教育を継続しておくようにしましょう．

（小林美由紀，森脇浩一）

家族支援を考える

保護者へのサポート

> **ここは おさえる！**

- 家庭によっては，支援を受けたくないという場合もあるため，気持ちに寄り添い，無理なく支援を行っていきましょう．
- 保護者に不安や戸惑いがあるときには，まずは傾聴を心がけましょう．

医療的ケア児家族の心身の負担の理解と傾聴

　医療的ケア児は日常生活を営むために，通院や外出時等にも切れ目ないケアが必要です．そのため，家族の負担が非常に大きい実情があります．また，医療的ケア児を抱える家族の多くはおもに母親がケアを担当しています．看護師はそのような状況を理解し，築き上げた信頼関係のもと，思いを傾聴します．場合によっては，父親や祖父母の協力も仰ぎながら，母親を労い，家族の強みを生かせるように後押ししていきます．

　また，集団保育のなかにいるため，時には，医療的ケアのお子さんも風邪を引いて欠席が長引き，保育施設に入園してよかったのか，不安をもつ保護者の方もいます．そのような気持ちに寄り添い，施設で楽しんでいる姿や生活をみてもらい，子どもの成長を一緒に喜ぶことが大切です．

医療的ケア児の成長発達への情報提供（助言・相談）

　医療的ケア児は，在園中も手術や治療が必要な場合が多く，成長発達も子どもによって大きく異なります．そのため，定期的な病院受診などでは聞けない些細なこと，たとえば，ケアのポイント，医療的ケア物品のこと，食事や体重のことなどへの助言・相談なども大切な支援のひとつで

す．そのなかで，保育施設という環境が家庭とどう違うかを説明しつつ，保育のなかで体調管理に必要なこと（睡眠・水分摂取等）への協力を求めていく必要もあります．

　また，いちご南保育園では入園時に「保育園に期待すること」をうかがっていますが，なかには，保護者がアドバイスを求めていない場合もあります．特に，先天性疾患をもって生まれたことを受け入れられない保護者もいます．そのため，たとえば母親と父親それぞれの思いや考え方を理解し，意思を尊重しながらかかわっていくことも必要です．

医療的ケア児のきょうだいへの支援

　医療的ケア児にきょうだいがいる家族もいます．きょうだいのお迎えや行事対応など，保護者にとって大変な場合があります．行事など非日常的なことに関しては，医療的ケア児の登園時間を早めたり，預かり時間を延ばしたりするなど臨機応変に対応するとよいでしょう．このように，身近な存在である保育施設だからこそできる，家族に寄り添った支援を行うことが大切です．

（三須亜由美）

2 きょうだいへのサポート

**ここは
おさえる!**

- 保護者から相談を受けたときには，保護者の声に耳を傾けましょう．
- 地域の医療的ケア児支援センターへ問い合わせを行い，相談してみましょう．

　いちご南保育園，いちごの森保育園内には，子育て支援センターがあります．統括園長や看護師が対応にあたっている相談窓口です．また，医療的ケアのある子にきょうだいがいる家族は，さまざまな場面において医療的ケア児のケアと管理を行うことが生活の中心となるため，センターでは医療的ケア児のきょうだいへの対応や保護者の話を傾聴します．たとえば，乳幼児期は散歩や公園遊び，保育所通所や幼稚園通園，また園生活での行事等の参加なども含め，保護者はきょうだいへの時間がとれない苦しさ，心理的不安を抱えています．これらのサポートを行うことが，子育て支援センターの役割です．

　当園では次に述べるように，保護者の方からの相談への対応を行っています．保護者の「声」に寄り添い，相談できる「場づくり」が大切です．

医療的ケア児の介護を自宅で行うために，きょうだいが保育園に入園

　保育園では，就労のほかに同居されている方の介護を行うために，子どもの保育を必要とするケースもあります．医療的ケアのある子どものきょうだいをお預かりして，遊びや集団生活を通して，さまざまな経験や体験を積み重ねて，「楽しいね！　おもしろいね！」「できたね！」「頑張ったね」など，できた喜びを味わったり，ほめてもらうことで，子どもの自己肯定感を育むことができるよう，対応にあたっています．

　また，何より，保護者の方が医療的ケア児の介護に専念することで，きょうだいが健やかに成長

できるよう努めます．また，保護者の方の家庭でのようすを聞くなどして，保護者支援も心がけています．

医療的ケア児の慣れ保育期間中の きょうだいや保護者への対応

慣れ保育時間帯には，きょうだいが保護者と一緒に保育園に来て，子育て支援センターで親子で遊ぶなどして過ごしてもらいました．通常，期間中は，保護者は自宅に戻って，お迎えの時間帯にまた来られるのですが，家には帰らず，保育園内でゆったりと待ってもらいます．そして，医療的ケア児のケア時間になると，保護者の方にケアを実施してもらい，看護師はケアの方法を教えてもらい，一緒に確認をしていきます．家庭でのケアと同様のケアを園内で行えるようにすることで，何より保護者の方が安心します．コミュニケーションを図っていくことで，安心してもらえるよう努めることも大切にしています．

（三須亜由美）

社会的サポート

ここは
おさえる！

- 障がいのある子どもたちの就学前・学校教育・学校卒業後と「ライフステージを通じた切れ目のない支援」の必要性を理解しましょう．
- 就学前の保育所，幼稚園，認定こども園なども地域生活の資源であり，他機関との連携を進めましょう．

　Aさんの息子さんは，人工呼吸器をつけて在宅生活を送っています．病院から退院して，自宅で息子さんの介護を担うのはおもに母親のAさんでした．息子の介護は自分が頑張らなければという思いで日々を過ごすなか，睡眠不足が続き，Aさん自身の体調も不安定になりました．そのようすをみていた訪問医が，赤字覚悟で診療所の一角を使って日中一時預かりをはじめました．その後，日中一時預かりや訪問入浴などの福祉サービスを利用するようになって，Aさんは「これまで介護だと思って日々過ごしていたけれど，『子育て』と思えるようになりました」と話していました．

　1996年，私は「医療的ケアに関する保護者アンケート調査」を行いました．自由記述のなかに，保護者から「医療技術の進歩で在宅も可能になったというが，家族の負担が重すぎると思うこともある．後々のケアが十分でないのなら救命などして欲しくない．生きて地獄を味わうような医療技術の進歩など，少しも人間の幸福にはつながらないと思う」との声がありました．当時，学校教育における医療的ケアの課題解決を考えていた私は，医療的ケアが必要な子どもと家族の地域生活支援の課題解決が，最も重要だと気づくことができました．

相談支援専門員とつながりましょう

　わが子に障がいがあることがわかり，これまでに見たことも聞いたこともない医療用語と医療器具と子どもの医療的ケアに，保護者の方は戸惑います．また，医療職から子どものケアの方法を保護者が習って退院の準備をしたとしても，主治医や担当看護師，リハビリスタッフなど医療者が周りにたくさんいる病院から，退院して自宅に戻る不安はとても大きいものです．それは，病院内で医療者が行っていたことを家族が中心になってケアを日々行う負担とともに，先行きの見通せない不安が入り混じったものになります．

　2016年の改正児童福祉法により，障害児福祉計画策定指針に「医療的ケア児が適切な支援を受けられるように，平成30年度末までに，各都道府県，各圏域及び各市町村において，保健，医療，障害福祉，保育，教育等の関係機関等が連携を図るための協議の場を設けること」となり，各地に医療的ケア児支援関係機関協議会等の会議が作られています．会議では，最初に地域の医療的ケア児の実態調査を行い，実態と地域生活支援のニーズが明らかにされます．

　社会的サポートは，福祉・教育・保健・医療・行政など多機関が連携して，家族介護で疲弊しないように支援チームを作ることです．その中核で支援チームをコーディネートするのが，相談支援専門員です．相談支援専門員は，本人・保護者のニーズを元に適切な福祉サービス等の組み合わせを検討して「障害児支援利用計画」を作成します．介護保険制度のケアマネージャーとケアプランの関係に似ています．障がい児者の相談支援体制の強化が図られたのは，障害者自立支援法から障害者総合支援法に変わる2012年4月からです．それまでは，保護者等が自分で必要なサービスを提供してもらえる事業者を探して契約するというように，家族に任されていました．現在は相談支援専門員を中心に，本人の意向を意思決定支援により明らかにし，地域生活の過ごし方を決めていきます．

ロールモデルをみつけましょう

　病気や障がいごとの親の会や，入院していた病院や通っていた療育機関をベースにした親の会がたくさんあります．以前ではわからなかった病気が，実は染色体または遺伝子変異が原因の病気と診断されるケースが増えてきました．対象者が少ないこともあり，同じ病気の子どもと家族同士をつなげる活動もあります．しかし最近は，ネットで検索すれば情報が得られるということで，本人・家族のつながりを求めないため，昔ながらの親の会への新規加入者が少ないという話もよく聞かれます．

　障がいのある子どもと家族が，地域生活を送るうえでの不安を少しでも軽減するためには，その地域で，ロールモデルになるような少し先輩の方をみつけることが大切だと思います．そうした人

と人とのつながりを大切にしたいものです.

障がいのある子どもの育ちを社会が支えましょう

「障害児支援利用計画」や「サービス等利用計画」の案を元に，実際に障害福祉サービスの支給量を決定するのは，自治体の障害福祉課です．計画を実際の福祉サービス利用につなげることが，社会的サポートの具体的支援になります．ところが，ある家族が福祉サービスによる支援を行政に求めたところ，障害福祉担当者から「障がいがあろうがなかろうが，子育ては家族が行うものです．福祉サービスを利用しようとするなんて贅沢ですね」と言われたと，保護者が泣きながら私にお話しになりました．障害福祉担当者にもよりますが，申請書面だけをみて，人工呼吸器をつけた子どもの通院がどれだけ大変なのか，ご存知ないのかもしれません．車いすの下に人工呼吸器と吸引器を積み，酸素ボンベを固定し，オムツや着替えなどが入ったカバンを抱えての移動は大変です．一人でドアを開けながら，車いすを押して入ることも至難の業です．実際にやったことがない人の言葉としか思えません.

高齢者介護の「家族介護から介護の社会化へ」と言われるのと同様に，障がいのある子どもの育ちにも社会的な支援が重要なのです.

（下川和洋）

受け入れに自信がつく！
医療的ケア児保育・教育ハンドブック　　　　ISBN978-4-7878-2640-4

2024 年 2 月 15 日　初版第 1 刷発行

編 集 者	小林美由紀, 森脇浩一	
発 行 者	藤実正太	
発 行 所	株式会社　診断と治療社	

〒 100-0014　東京都千代田区永田町 2-14-2　山王グランドビル 4 階

TEL：03-3580-2750（編集）　03-3580-2770（営業）

FAX：03-3580-2776

E-mail：hen@shindan.co.jp（編集）

　　　　eigyobu@shindan.co.jp（営業）

URL：https://www.shindan.co.jp/

表紙デザイン・本文イラスト　　松永えりか（フェニックス）

印刷・製本　　日本ハイコム株式会社

© 株式会社　診断と治療社, 2024. Printed in Japan.　　　　　　［検印省略］
乱丁・落丁の場合はお取り替えいたします.